AF357471

TRAITÉ

SUR

LES GASTRALGIES

ET

LES ENTÉRALGIES.

TRAITÉ

SUR

LES GASTRALGIES

ET LES ENTÉRALGIES,

OU,

MALADIES NERVEUSES DE L'ESTOMAC

ET DES INTESTINS.

Par J. P. T. BARRAS, Docteur en médecine de la Faculté de Paris ; Médecin des Prisons et du Bureau de Charité du onzième arrondissement ; Membre de la Société médicale d'Émulation et de l'Athénée de Médecine de Paris.

> Quandò talis amentia et abusus cessaturus est? et quandò aurea mediocritas et sobrietas in territorio medicorum triumphatura?
>
> Schmidtmann, *Sum. observ. med.*

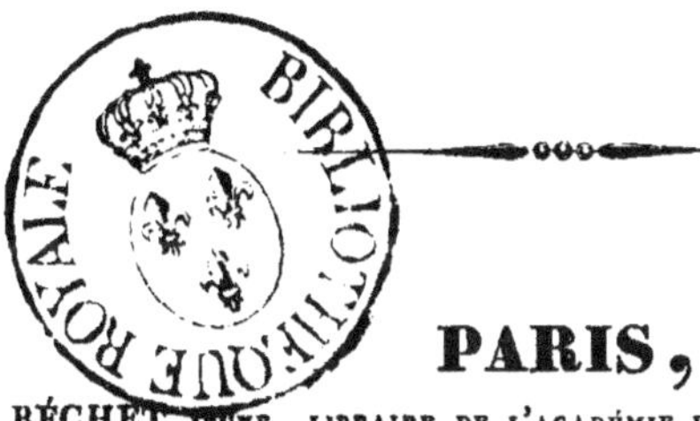

PARIS,

Béchet jeune, libraire de l'Académie royale de médecine, place de l'École de médecine, n° 4.

BRUXELLES,

Au DÉPOT GÉNÉRAL de la librairie médicale française, marché aux poulets, n° 1213.

1827.

AVERTISSEMENT.

L'ACCUEIL favorable que les médecins ont fait à mon opuscule sur les galtralgies, inséré dans la *Revue médicale*, cahiers de novembre et décembre 1825 et janvier 1826; l'invitation qui m'a été adressée par plusieurs confrères d'un grand mérite, de lui donner plus de développemens; les nouveaux faits que je me suis procurés et qui confirment l'opinion que j'ai émise sur la nature et le traitement de ces maladies; enfin le désir de voir disparaître une erreur médicale trop accréditée, m'ont décidé à en faire l'objet d'un traité plus étendu. Loin de moi, cependant, la prétention de donner un ouvrage complet; je sens, au contraire, les imperfections qu'on pourra apercevoir dans mon nouveau travail, et les lacunes qu'il peut laisser à remplir; mais il s'approchera du but que je me propose en ij

le publiant, s'il parvient à fixer fortement
l'attention des observateurs sur ce point important de médecine pratique, et à déterminer une plume plus exercée que la mienne
à s'emparer du même sujet, pour le porter
au degré de perfection qu'il est susceptible
d'atteindre.

Il serait possible qu'on me reprochât de
prendre les mots *gastralgie* et *entéralgie* sous
une acception trop étendue; d'en faire des
titres génériques, tandis qu'ils n'appartiennent qu'à des espèces. A la vérité, ces expressions ne s'appliquent ordinairement
qu'aux douleurs nerveuses de l'estomac et
des intestins, et les névroses de ces organes
ne s'accompagnent pas toujours de ce symptôme; mais il n'est point rare que celles qui
sont indolentes deviennent douloureuses, et
vice versâ : de manière qu'il faudrait changer leur nom à chaque métamorphose qu'elles
peuvent subir, si on ne les désignait pas par
un titre collectif. C'est ce qui m'a engagé à
ne point m'attacher scrupuleusement à la
signification ordinaire des mots *gastralgie* et
entéralgie, et à réunir sous ces dénominations

communes toutes les névroses gastro-intestinales, en y ajoutant l'adjectif *hypocondriaque* pour les cas, extrêmement nombreux,
où une affection nerveuse de l'encéphale est
jointe à celle des premières voies.

D'ailleurs, peu importe les expressions,
moyennant que l'on soit d'accord sur le sens
qu'on y attache. Or, j'entends par *gastralgie*
et *entéralgie*, des névroses, douloureuses ou
indolentes, de l'estomac et des intestins;
c'est-à-dire que je regarde ces deux mots
comme synonymes de *maladies nerveuses* du
canal digestif. Néanmoins, pour abréger les
noms, il m'arrivera souvent, dans le cours
de l'ouvrage, de n'employer que les mots
*gastralgie, névrose gastrique, maladie nerveuse
de l'estomac, etc.,* pour *gastro-entéralgie, névrose gastro-intestinale, maladie nerveuse de l'estomac et des intestins;* mais la dernière partie
de ces noms sera sous-entendue, parce que
les névroses du principal organe de la digestion se propagent habituellement sur le
canal intestinal, et qu'en supposant qu'il
existe des circonstances où elles sont limitées à l'estomac, il n'est pas toujours facile

iv

de les distinguer des cas dans lesquels le mal s'irradie sur les intestins.

Cette explication semblera peut-être minutieuse, mais j'ai cru qu'elle était nécessaire pour justifier le titre de mon ouvrage, et prévenir toute méprise sur les mots.

INTRODUCTION.

CONSIDÉRATIONS GÉNÉRALES SUR LES NÉVROSES (1).

La doctrine dite physiologique a rendu de grands services à la médecine; je suis loin de les contester. Mais en détruisant d'anciennes erreurs, elle en a créé de nouvelles, dont quelques-unes sont peut-être aussi dangereuses que celles qui existaient auparavant. Parmi ces nouvelles erreurs il en est une surtout contre laquelle on ne saurait protester avec trop d'énergie, parce qu'elle tend à faire et fait en effet de nombreuses victimes; c'est celle qui consiste à regarder les névroses comme des inflammations, et à les traiter constamment par les antiphlogistiques. Je n'hésite point à le dire, cette innovation fait rétrograder la science, et devient souvent funeste aux malades.

Les névroses ne sont point restées à l'abri des révolutions qui ont bouleversé plusieurs fois la médecine; mais si leur théorie a été souvent modifiée, si elle a éprouvé de grandes vicissitudes, comme celle des autres maladies, du moins leur existence n'a jamais été révoquée en doute. L'histoire de l'art nous apprend, en effet, que tous les

______

(1) Lésions du sentiment et du mouvement, sans inflammation ni lésion de structure. (Pinel, *Nosog. Phylos.*)

médecins, depuis *Hippocrate* jusqu'à nous, ont admis des maladies essentiellement nerveuses. Une multitude innombrable d'auteurs anciens et modernes, tels que Willis, Cheyne, Whytt, Boerhaave, Viridet, Lorry, Tissot, Raulin, Pomme, Réveillon, Pinel, Louyer-Villermay, Esquirol, Georget, etc., etc., s'en sont même occupés d'une manière spéciale, et ont publié des monographies plus ou moins intéressantes, soit sur l'ensemble de ces maladies, soit sur quelques-unes d'entre elles seulement. Il appartenait au réformateur de nos jours de porter atteinte à cette branche de l'édifice médical, consolidée par plus de vingt siècles d'expérience. D'abord démolie pièce à pièce, et sapée ensuite jusque dans ses fondemens, elle serait déjà renversée de fond en comble, si un reste de pudeur n'eût pas retenu la main qui l'a frappée. Ce n'est pas que ce réformateur nie l'irritation nerveuse, il en parle, au contraire, beaucoup en théorie; mais c'est pour l'assimiler à l'état phlegmasique, et soutenir qu'elle entraîne nécessairement cet état. Ainsi, selon lui, l'irritation du système nerveux ne serait autre chose que le premier degré de l'inflammation, et quand il en vient à la pratique, il ne voit aucune différence entre ces maladies. On doit peut-être en excepter les névralgies extérieures; bien qu'elles aient plus d'analogie que les autres névroses avec l'état inflammatoire, je crois cependant qu'on n'a pas encore osé les transformer en phlegmasies, sans doute parce qu'elles se passent sous nos yeux , et qu'il serait trop facile de démontrer tout ce qu'une pareille manière de voir aurait d'absurde. Certes, il faut avoir du courage pour rayer ainsi, d'un trait de plume, presque toutes les maladies nerveuses , et pour les introduire de vive force dans la classe des inflammations.

Sur quelle base repose donc ce rapprochement ? Est-il au moins justifié par de grandes découvertes dans la pathologie des affections nerveuses ? leur nature intime serait-elle enfin connue, et leur identité avec les phlegmasies démontrée jusqu'à l'évidence ? Pas du tout. A la vérité, l'anatomie et la physiologie du système nerveux ont fait d'immenses progrès depuis quelques années; d'habiles expérimentateurs , parmi lesquels on distingue MM. Gall, Magendie, Ch. Bell, Flourens, Laurencet et Foville, ont répandu un grand jour sur la structure, les propriétés et les fonctions de ce système ; mais ces nouvelles connaissances anatomiques et physiologiques, d'une faible utilité, soit dit en passant, pour la thérapeutique des névroses, ne prouvent nullement que ces maladies soient des inflammations. Si on était dominé par l'amour des hypothèses, il serait même possible d'en tirer une conclusion directement opposée , qui ne manquerait pas de vraisemblance.

Remarquons seulement, comme une bizarrerie de l'esprit humain, qu'en perfectionnant nos connaissances, en faisant même de véritables découvertes sur l'organisation, les propriétés et les usages du système nerveux, les savans que je viens de citer ont relevé, s'il m'est permis de m'exprimer de la sorte, son importance physiologique; pendant que des médecins, en refusant à ce système le triste avantage qu'on lui a toujours reconnu, d'avoir des maladies propres, s'attachent à rabaisser, pour ainsi dire, le rôle important qu'il joue en pathologie. En proie à la manie des unités, ces médecins ignorent, ou feignent d'ignorer, qu'en raison de son tissu, de ses propriétés vitales et de ses fonctions, chaque système organique est sujet à éprouver des affections spéciales, indépendamment de celles qui lui sont communes avec les autres systèmes, et auxquelles il imprime même une physionomie particulière. Et ils se disent médecins physiologistes! Ils devraient plutôt se dire médecins anti-physiologistes, puisque, en ce qui concerne les maladies nerveuses, du moins, ils se mettent en opposition directe avec la physiologie, et même avec l'anotomie ; car un pathologiste qui retranche la classe des névroses, et confond ces maladies avec les inflammations, ressemble à un anatomiste qui retrancherait la névrologie, et confondrait les nerfs avec les vaisseaux sanguins.

Il est vrai que l'appareil nerveux est susceptible, comme les autres tissus, de contracter l'état inflammatoire et d'éprouver des dégénérescences organiques ; aussi sommes-nous fort éloignés de nier l'existence de *l'encéphalite*, de la *miélite*, peu connue avant l'intéressant ouvrage de M. Ollivier d'Angers, et de la *névrite*, sur laquelle le docteur Martinet vient d'appeler l'attention des médecins.(1) A l'égard de cette dernière, nous ferons observer, toutefois, qu'elle est beaucoup plus rare qu'on ne pourrait le penser ; je suis convaincu que de simples névralgies, et des phlegmasies du système lymphatique ont souvent été prises pour des inflammations de nerfs. Le professeur Dugès, qui n'est pourtant pas médecin physiologiste, est évidemment tombé dans cette erreur; plusieurs des exemples qu'il cite dans son Mémoire,(2)d'ailleurs très-bien fait, ne sont autre chose que des névralgies ou des inflammations de vaisseaux blancs. Je suis également persuadé que dans la plupart des cas où la *névrite* ne paraît point douteuse, l'inflammation est bornée au névrilème, et que le tissu nerveux en est tout-à-fait exempt. Pour se convaincre du peu d'aptitude qu'ont les nerfs à s'enflammer, il suffit de considérer ce qui se passe dans les dépôts purulens, au milieu desquels les cordons nerveux conservent leur intégrité, pendant que toutes les parties environnantes sont tom-

---

(1) *Revue médicale*, juin, 1824.
(2) *Revue médicale*, août, 1824.

bées en suppuration; c'est même ce qui a donné lieu au précepte chirurgical de ne plus introduire le doigt, après l'ouverture des abcès, comme on le faisait anciennement, pour détruire les brides, parce qu'on s'est aperçu qu'elles étaient composées de filets nerveux. Si les nerfs s'enflammaient aussi facilement qu'on le croit, au lieu de rester alors intacts, ne partageraient-ils pas le sort des parties qui les entourent?

Quoi qu'il en soit, on ne peut contester à l'*encéphalite*, à la *miélite* et à la *névrite*, le droit d'être classées avec les inflammations; mais les maladies qui ne consistent que dans l'irritation, l'atonie ou la mobilité du système nerveux, sans lésion appréciable des parties qu'elles occupent; c'est-à-dire les affections nerveuses, que les anciens regardaient comme un état morbide sans matière, *intemperiem sine materiâ*, et que les modernes connaissaient, avant la doctrine physiologique, sous le nom de névroses, ne peuvent pas être placées dans la même catégorie. L'intérêt de la science, et non un vain désir de controverse, me détermine à insister vivement pour que ces maladies conservent la place à part qu'elles ont occupée jusqu'à ce jour. Mon expérience personnelle, non moins que la lecture des meilleurs ouvrages sur les affections de ce genre, m'ont donné une conviction intime que leur association avec les phlegmasies fait naître de fausses idées sur leur nature, et que le traitement auquel cette nouvelle théorie conduit les praticiens, a journellement des suites déplorables.

Soyons vrais, cependant, et, pour nous conformer à l'épigraphe que nous avons mise en tête de ce volume, tàchons de tenir un juste milieu entre les médecins qui proscrivent toutes les névroses, et ceux qui, auparavant, en admettaient un trop grand nombre. On sait aujourd'hui que la plupart des symptômes qui caractérisent les maladies dites nerveuses peuvent dépendre d'une phlegmasie aiguë ou chronique, d'une lésion organique et d'un corps étranger dans l'intérieur de nos organes. On sait que les convulsions et le délire, par exemple, résultent souvent de la présence des vers dans les intestins, d'un squirrhe du cerveau, de l'ossification des méninges, de l'*arachnitis*, de l'encéphalite, et même, chez les personnes très-irritables, de toute autre inflammation. D'où il faut conclure que les névroses essentielles sont moins fréquentes qu'on ne le croyait autrefois; que des maladies regardées comme telles, il y a quarante ans, sont de véritables inflammations latentes, alors peu connues, et que M. Broussais, précédé en cela par Pujol, a bien mérité de la science pour avoir décrit ces inflammations, principalement celle de la muqueuse digestive, beaucoup mieux qu'on ne l'avait fait avant son *Histoire des phlegmasies chroniques*. Mais de ce que plusieurs phénomènes nerveux sont fréquemment symptomatiques d'une phlegmasie, il ne s'ensuit pas nécessairement que toutes les névroses soient de nature inflammatoire. Les phlegmasies elles-mêmes sont-elles toujours primitives? ne dépendent-elles pas souvent d'une névrose, d'un corps étranger, etc. ? en un mot, ne peuvent-elles pas être consécutives à une autre maladie ? Dira-t-on pour cela que la classe des phlegmasies doit disparaître du cadre nosologique? Les médecins physiologistes n'y consentiraient certainement pas, et ils auraient raison ; car ce serait une absurdité. Je doute pourtant qu'il soit moins ridicule de supprimer la classe des névroses, parce que des symptômes nerveux peuvent être l'effet de quelque autre altération pathologique. Les névroses idiopathiques s'observent encore assez fréquemment pour mériter une attention particulière : consultez les traités sur l'aliénation mentale, l'affection nerveuse qui fournit le plus d'occasions de faire des autopsies, et vous verrez que les cas dans lesquels on rencontre des altérations de tissu ne sont pas les plus nombreux. Encore ces altérations sont-elles souvent trop légères pour qu'on puisse leur attribuer les symptômes qui ont caractérisé la maladie. On les regarde alors comme des complications ou des lésions concomitantes, avec d'autant plus de raison qu'il n'est point extraordinaire de trouver des désorganisations beaucoup plus considérables, sans que les sujets qui les présentent aient été aliénés.

Une réflexion fort simple, sur les maux de nerfs, suffit même pour faire sentir que la lésion de tissu dans laquelle ils consistent est souvent inappréciable (1). En effet, si ces maux dépendaient toujours, comme on le dit, soit d'une affection organique, soit d'une phlegmasie latente de l'encéphale, des méninges, de l'estomac, ou de toute autre partie, les malades ne guériraient jamais dans le premier cas, et rarement dans le second; tandis que le plus grand nombre des névroses disparaissent tout-à-fait, au moins pour quelque temps, car on sait combien ces affections, surtout les vésanies, sont sujettes à récidiver. Deux hommes de ma connaissance ont éprouvé, depuis l'âge d'environ dix-huit ans jusqu'à celui de quarante, une violente céphalalgie dont les accès se renouvelaient presque tous les jours, sans que leur santé fût autrement altérée. L'un est parvenu ensuite à 82 ans, et l'autre, âgé maintenant de 64, se porte très-bien, si ce n'est pourtant qu'il est sujet à une gastralgie qui alterne avec une douleur sciatique. Dans ces cas, et dans mille autres semblables que l'on pourrait citer, y a-t-il eu, pendant plus de vingt ans, une phlegmasie chronique de quelque partie de la tête?

---

(1) Nous sommes loin de dire que le tissu nerveux soit alors dans son état normal : le trouble de ses propriétés et de ses fonctions annonce qu'il a éprouvé un changement morbide; mais ce n'est point une altération organique ni une phlegmasie, puisque nos sens ne l'aperçoivent pas.

Tout médecin qui a un peu de bon sens répondra négativement; il dira que les affections de ce genre sont entièrement nerveuses.

Pour que des maladies puissent être réputées identiques, il faut qu'elles aient les mêmes causes, les mêmes symptômes, le même traitement et les mêmes altérations de tissu; il faut au moins que ces caractères ne présentent pas de différences fondamentales. Or, l'observation de tous les siècles apprend que les causes, les symptômes et les moyens curatifs des maladies dites nerveuses, diffèrent considérablement de ceux des inflammations; elle apprend que les névroses ne laissent sur le cadavre aucune trace de leur existence, pendant que les parties qui ont été le siége des plegmasies se trouvent, après la mort, altérées plus ou moins profondément, et quelquefois même complétement désorganisées. Cependant, comme tout se tient dans la nature, comme les maladies les plus dissemblables ont toujours quelques points de contact, je ne prétends pas dire que les affections nerveuses n'aient aucune connexion avec les affections inflammatoires; mais quelles que soient les affinités que ces deux classes de maladies peuvent avoir entre elles sous certains rapports et dans certaines circonstances, il n'en est pas moins vrai que leurs principaux caractères sont, en général, parfaitement distincts, et qu'elles diffèrent, par conséquent, fondamentalement l'une de l'autre.

Il ne s'agit donc pas de savoir s'il y a des névroses essentielles, on ne peut raisonnablement en nier l'existence ; toute la question consiste à les distinguer des phlegmasies, principalement des phlegmasies chroniques, avec lesquelles beaucoup de médecins les confondent de nos jours, au grand détriment de l'humanité. C'est ce que nous essayerons de faire pour les gastro-entéralgies, laissant à des confrères plus capables que nous le soin d'en faire autant pour les autres maladies nerveuses. Ce sujet est digne de fixer leur attention.

TRAITÉ

SUR

LES GASTRALGIES

ET LES ENTÉRALGIES,

OU

MALADIES NERVEUSES DE L'ESTOMAC

ET DES INTESTINS.

CHAPITRE Ier.

HISTOIRES PARTICULIÈRES.

Les praticiens sont souvent embarrassés dans le traitement des maladies de l'estomac, à cause de la diversité d'opinions et de l'incertitude qui existent maintenant sur leur nature. Avant la doctrine physiologique, les auteurs admettaient généralement des affections nerveuses de cet organe ; elles étaient connues sous les noms de *gastralgie*, *gastrodynie*, *cardialgie*, *hypocondrie*, etc. On les traitait par les adoucissans, les calmans, les toniques, les eaux minérales, les antispasmodiques, l'air de la campagne, l'exercice et les distractions. On variait d'ailleurs les moyens curatifs selon les causes de la maladie, l'idiosyncrasie des malades, et mille autres circonstances. Remettant tout en question, M. *Broussais* et ses partisans exclusifs ne veulent point admettre de névroses gastriques; à leurs yeux, toutes les maladies regardées comme telles jusqu'à ce jour sont des gastro-entérites chroniques, survenues chez des personnes irritables, en d'autres termes des inflammations, qu'il faut constamment traiter par les sangsues à l'épigastre, l'eau de gomme et le régime atonique. Les faits que je vais exposer pourront éclairer cette discussion; ils feront voir que le principal organe digestif est souvent atteint d'affections purement nerveuses, c'est-à-dire de lésions de la sensibilité, sans inflammation ni altération de structure, et que ces affections s'aggravent toujours par le traitement antiphlogistique rigoureux et long-temps continué, tel qu'on l'emploie aujourd'hui : en un mot, ces faits prouveront que les médecins physiologistes sont dans l'erreur à cet égard, et que sur ce sujet, comme sur beaucoup d'autres, loin d'avoir fait faire des progrès à la médecine, ils lui ont fait un grand mal, en la détournant de la route sûre de l'observation, pour la ramener vers le champ dangereux des systèmes. Enfin, je crois pouvoir démontrer, par des faits concluans et des raisonnemens plausibles, 1° que la gastro-entéralgie diffère essentiellement de la gastro-entérite chronique; 2° que la théorie dans laquelle ces maladies sont regardées comme identiques, et devant être traitées par les mêmes moyens, fait commettre des fautes extrêmement graves ; 3° que cette théorie est, par conséquent, une arme dangereuse dans les mains des médecins inexpérimentés, ou séduits par les écarts de la nouvelle école.

J'ai hésité long-temps à publier la première observation qu'on va lire : les méprises fâcheuses auxquelles cette maladie a donné lieu, non moins que les douloureux souvenirs qu'elle me rappelle, m'ont empêché de la mettre au jour plus tôt. Je n'ai pas craint d'avouer que je me suis trompé sur sa nature; mais je n'aurais pas voulu dire que plusieurs confrères sont tombés dans la même faute : l'intérêt de la science finit cependant par l'emporter sur toute autre considération. La publicité de ce fait pouvant inspirer de salutaires réflexions aux médecins qui adoptent les nouvelles idées avec trop d'empressement, et prévenir des erreurs semblables à celles dont j'ai été victime, j'ai dû rompre le silence que je m'étais d'abord imposé. La thérapeutique serait beaucoup plus avancée, si tous les praticiens avaient le courage d'avouer leurs fautes. Sujet de la maladie, j'en retracerai toutes les circonstances avec la plus scrupuleuse fidélité : je ne tairai que les noms des médecins qui ont erré avec moi ; par ce moyen je remplirai un devoir sacré, celui de contribuer, autant qu'il m'est possible, aux progrès de la science, sans manquer aux égards qu'on doit à ses confrères.

Ire Observation.

J'ai quarante-six ans, une constitution éminemment nerveuse et un caractère taciturne, naturellement disposé à l'hypocondrie. Avant l'affection gastrique dont je dois rendre compte, j'ai éprouvé plusieurs névroses qu'il est bon de rappeler ici, parce qu'elles jettent quelque jour sur le caractère de cette affection ; les phénomènes morbides qui se succèdent chez le même individu étant presque toujours identiques, les antécédens éclairent beaucoup la nature des maladies.

A l'âge de vingt-quatre ans, lorsque j'étais interne à l'hôpital Saint-Louis, je fus atteint d'une violente douleur nerveuse à la tempe droite ; cette douleur, qui était sans fièvre, se renouvelait tous les jours à dix heures du matin, et durait jusqu'à midi. Elle s'aggrava par l'emploi des antiphlogistiques ; mais l'établissement d'un vésicatoire à la nuque la fit bientôt disparaître.

Durant ma vingt-neuvième année, j'ai commencé à ressentir une névralgie du cordon spermatique, qui m'a fait souffrir pendant quatre ans, et dont l'histoire se trouve consignée dans la *Bibliothèque médicale*, cahier de décembre 1813. Après avoir résisté à tous les moyens imaginables, cette longue maladie céda enfin à l'application de plusieurs *moxas* sur le siége de la douleur, c'est-à-dire immédiadement au-dessous de l'anneau inguinal (1).

En mars 1815, ayant alors trente-six ans, de vifs chagrins me causèrent une maladie bien extraordinaire, qui ne peut être placée ailleurs que dans le système nerveux , puisque aucun autre système n'a été affecté, si ce n'est consécutivement: c'était une espèce de fièvre intermittente irrégulière, dont les accès, qui se reproduisaient deux ou trois fois dans les vingt-quatre heures , n'étaient d'abord composés que d'une forte douleur au-dessus de l'œil droit et d'une toux convulsive ; ce ne fut qu'au bout de quinze jours que ces symptômes s'accompagnèrent d'accélération du pouls et de chaleur à la peau , et qu'une sueur abondante vint terminer les paroxysmes. Du reste , il n'y avait point de frisson, et l'appétit se conservait en bon état. Continuant à vaquer à mes occupations, je ne fis aucun traitement jusqu'à la fin d'avril , épo-

----

(1) A cette occasion, je ferai une remarque qui m'a échappé en rédigeant ce fait, et qu'on ne trouve nulle part : c'est que , dans les névralgies, le *moxa*, appliqué sur le nerf affecté , loin de produire de vives souffrances, occasionne plutôt une sensation particulière qui n'a rien de très-douloureux, et qui se répand sur tous les filets de ce nerf ; tandis qu'appliqué sur un endroit éloigné, il fait horriblement souffrir , et en pure perte , car le malade n'en éprouve aucun soulagement.

que à laquelle j'ai consulté l'un des médecins les plus distingués de la capitale.

Après avoir établi son diagnostic, ce médecin me prescrivit le bouillon de veau, l'émétique, une médecine, et ensuite le quinquina en substance. L'estomac n'ayant pas supporté ce dernier médicament, on lui substitua le vin de *Séguin*. J'en pris plusieurs bouteilles sans succès ; la maladie continuait sa marche avec la même intensité, malgré ce traitement actif. Désirant surtout me débarrasser de la douleur du front, qui me faisait cruellement souffrir, je me fis appliquer un vésicatoire à la nuque. Ce moyen réussit ; la douleur se dissipa complétement ; mais les autres symptômes revenaient toujours par accès irréguliers ; la toux, principalement, était si opiniâtre, que le médecin qui me soignait eut des craintes pour ma poitrine. La maigreur et la faiblesse étaient considérables. Dans cette situation , on décida que j'irais à la campagne, où je ne devais faire usage d'aucun médicament. Je partis le 12 juillet.

Huit jours après, je n'avais plus de fièvre ; les forces et l'embonpoint se rétablirent très-promptement, et à la fin d'août je revins à Paris en assez bonne santé ; il ne me restait qu'une légère toux, pour laquelle on me conseilla l'eau de gruau, coupée avec du lait. Ce conseil a été si bien suivi, que j'ai continué ensuite à en prendre par habitude , quoique je n'en eusse plus besoin. Il est important de noter cet abus, parce que je ne le crois pas étranger à la maladie qui m'est survenue huit ans plus tard.

Ce qu'il y a de certain, c'est que mes digestions se troublèrent bientôt; longues et pénibles, elles étaient accompagnées de pesanteurs à l'épigastre, de douleurs dans les muscles pectoraux, sous les seins, aux épaules, principalement à la gauche. La langue était habituellement blanche, la bouche pâteuse; l'appétit variable, tantôt moindre, tantôt plus fort que dans l'état naturel; j'avais des éructations, des coliques et des flatuosités; les selles étaient rares. Très-prononcés durant les temps humides et les grandes chaleurs de l'été, lors des vents du sud et de l'ouest, ces dérangemens devenaient nuls ou à peine sensibles pendant une température et des vents contraires; ils disparaissaient complétement si j'allais passer quelques jours à la campagne, où je me suis toujours bien porté.

D'après ce désordre des fonctions digestives, il est évident que l'affection stomacale s'est établie par degrés; qu'elle a été long-temps latente, si je puis m'exprimer ainsi, avant de se montrer ouvertement : c'était une gastralgie chronique, qui est passée à l'état aigu; car les névroses peuvent, comme les inflammations, être lentes ou vives. Le travail du cabinet et de fortes contentions d'esprit ont déterminé cette exaspération de la maladie, en janvier 1823. Aux symptômes rapportés ci-dessus est alors venue se joindre une violente douleur épigastrique, dont les caractères méritent d'être remarqués. Elle commençait deux ou trois heures après les repas, d'abord par un sentiment de constriction, comme si l'estomac eût été serré dans un étau ; venait ensuite une sensation de déchirement, puis des nausées et un malaise insupportable. La digestion terminée, je ne sentais plus rien ; mais ces phénomènes se renouvelaient toutes les fois que je prenais de la nourriture, même en petite quantité : souvent un simple bouillon me faisait plus souffrir qu'un repas copieux.

Accoutumé à un mauvais estomac, ce surcroît d'incommodités ne m'empêcha pas de me livrer à mes travaux habituels ; il ne m'occupa nullement jusqu'au mois d'avril. La continuation des douleurs et l'amaigrissement, qui faisait des progrès assez rapides, éveillèrent alors mon attention. Ayant lu tout ce qu'on a écrit, depuis quelques années, sur la gastro-entérite chronique, et trouvant une grande analogie entre les symptômes qu'on lui attribue et ceux que j'éprouvais, je me suis persuadé que j'avais cette maladie. Cependant je ne voulus pas me soumettre au traitement indiqué par les auteurs, sans consulter le médecin qui m'avait soigné pour la fièvre intermittente dont j'ai parlé. Peu au courant de la nouvelle théorie, il chercha à me dissuader de l'idée de la gastro-entérite, et en cela il avait raison ; mais il me donna à entendre que je pourrais bien avoir quelque chose de pire, et fit part de ses craintes à des amis communs, qui eurent l'imprudence de me le répéter. Mon imagination, restée fort calme jusqu'à ce moment, en fut vivement affectée. Le traitement que ce médecin m'ordonna, consistait, 1° à prendre de la magnésie et des eaux de Vichy; 2° à me nourrir de petits potages au gras, d'un peu de viandes rôties et de légumes au jus, c'est-à-dire d'alimens toniques, pris en petite quantité, quoique j'eusse plus d'appétit que dans l'état naturel. Il ajouta qu'il faudrait aller prendre les eaux de Plombières, aussitôt que la saison le permettrait, si je n'étais pas guéri auparavant.

Ce traitement a eu d'heureux résultats : les douleurs ont diminué graduellement ; elles étaient presque entièrement dissipées à la fin de juin. Des malaises et des pesanteurs à l'épigastre, des rapports, des vents et une constipation invincible étaient les seuls symptômes dont j'eusse encore à me plaindre. D'après cette amélioration, il fut décidé que je pouvais me dispenser d'aller à Plombières; qu'il suffirait, pour me rétablir, de passer quelque temps à la campagne, où le grand air, la dissipation et l'exercice du cheval m'ont fait, sous le rapport du physique, tout le bien qu'on pouvait en attendre. En effet, les digestions devinrent faciles, le sommeil était bon, les forces et l'embonpoint approchaient de leur état naturel. Un changement aussi favorable, obtenu en moins de deux mois, aurait dû rassurer l'imagination; elle n'était cependant pas tranquille. Nayant plus lieu de m'affecter sur le présent, je craignais pour l'avenir; je ne pouvais croire à une guérison solide, une rechute me paraissait certaine. En un mot, l'estomac, auquel je pensais beaucoup trop, était guéri, mais la tête ne l'était pas.

Aussi le rétablissement n'a-t-il pas été de longue durée. De retour à Paris le 20 août, je repris mes travaux ordinaires : mais l'exercice de la médecine me déplaisait singulièrement; il m'était impossible de voir des malades sans m'affecter, surtout s'ils avaient des lésions de l'estomac. Les chaleurs excessives de l'atmosphère, qui ont toujours nui à ma santé, contribuèrent, avec cette disposition morale, à me faire retomber dans l'état fâcheux d'où j'étais à peine sorti. Dès les premiers jours de septembre, mes digestions ont recommencé à être laborieuses; la douleur épigastrique et les envies de vomir, après l'ingestion des alimens, reprirent toute leur intensité; l'imagination s'inquiéta plus que jamais. Ne voulant pas demander de nouveaux conseils au docteur qui me traitait auparavant, parce qu'il m'avait inspiré trop de craintes la première fois, je fus consulter un célèbre médecin, auquel la doctrine physiologique est très-familière. On croira aisément qu'il m'a jugé atteint d'une gastro-entérite chronique des plus évidentes. J'avoue que l'idée d'avoir cette maladie ne m'avait point abandonné. Néanmoins j'avais alors des doutes, que j'ai communiqués à ce médecin. La blancheur de la langue, le défaut absolu de fièvre et de soif, l'absence de toute douleur par la pression sur l'épigastre, et la constipation habituelle, me paraissaient des signes négatifs d'une inflammation de la muqueuse gastro-intestinale. Il me répondit que la langue était rouge sur les bords et à la pointe; que la fièvre et le dévoiement surviendraient plus tard, lorsque la maladie serait parvenue à son dernier degré : ce qui ne me tranquillisa pas du tout, quoique j'eusse plus besoin d'être rassuré que de toute autre chose.

Le diagnostic ainsi posé, il est facile de prévoir le traitement; car on sait qu'il est invariable, comme si les maladies chroniques de l'estomac étaient toutes identiques; et, en supposant cette identité aussi vraie qu'elle est fausse, comme si tous les individus avaient la même idiosyncrasie. Appliquer quinze sangsues à la région épigastrique, l'eau de gomme pour boisson; vivre de lait, de poissons, de légumes, de farineux, de viandes blanches et de fruits mucoso-sucrés; boire dans les repas de l'eau pure, tout au plus de l'eau teinte; ne satisfaire que la moitié de l'appétit, qui était constamment trop fort; remédier à la constipation par des lavemens, prendre des bains froids, retourner à la campagne, dans le cas où je ne me trouverais pas mieux, et y rester plus long-temps que la première fois, telle fut la prescription. Je fis observer que les alimens de cette nature m'avaient toujours été contraires ; que le laitage surtout ne me passait pas bien ; mais on m'assura qu'en mettant du sucre dans le lait mon estomac s'y accoutumerait, et que ce régime était le seul sur lequel on pût fonder quelque espoir de succès. Je désirais trop ma guérison pour ne pas me soumettre à un traitement qui était ordonné par un praticien du plus grand mérite. Loin de répondre à mon attente, les effets en ont été bien funestes.

Les sangsues m'ont affaibli sans diminuer les souffrances de l'estomac ; l'eau de gomme a occasionné des coliques extrêmement violentes, qui m'ont forcé de suspendre l'emploi de cette boisson. Les bains froids me faisaient beaucoup de bien ; chaque fois que j'en prenais je sentais un mieux sensible ; mais cet avantage était probablement détruit par le mauvais effet du régime, car la maladie n'en continua pas moins à prendre de l'intensité. Ainsi, les douleurs de l'épigastre retentissaient dans le dos, les parois thoraciques et les bras ; la susceptibilité nerveuse, l'agitation et l'insomnie allaient en augmentant ; la tristesse, la morosité, le *tædium vitæ* enfin, commençaient à s'emparer de moi, et la maigreur serait devenue effrayante, si le teint ne se fût pas conservé en bon état.

Cette nouvelle exaspération de la maladie me paraissait être le résultat du régime débilitant; je voulus l'abandonner. Mais le médecin qui me traitait m'engagea à le continuer; il me dit que le moment de prendre des toniques n'était pas encore venu, qu'il fallait profiter du restant de la belle saison pour faire un séjour à la campagne, où je m'étais si bien trouvé. Je suis reparti le 25 septembre.

Ce nouveau séjour ne m'a pas été aussi avantageux que le premier. Néanmoins le mois d'octobre ayant été beau, sec et frais, j'éprouvai d'abord un grand calme; en dépit du mauvais régime qu'on m'avait ordonné, et que j'ai suivi avec un aveuglement inconcevable, ma situation s'améliora d'une manière évidente tant l'air de la campagne m'était salutaire. Mais une fois que les pluies de novembre furent arrivées, la sensibilité de l'estomac s'exalta à un point étonnant; d'organique elle devint animale, pour me servir du langage de *Bichat*. Tout ce qui se passait dans le principal organe de la digestion, je le sentais comme s'il se fût passé sur l'organe du tact; la présence des alimens y était perçue, comme elle l'aurait été sur la main. Outre l'exaltation de la sensibilité gastrique, il y avait encore aberration de cette propriété; car l'estomac devint aussi le siége de sensations bizarres : tantôt j'y éprouvais une chaleur brûlante, tantôt un froid glacial, comme si un vent très-chaud ou très-froid eût frappé sur sa membrane muqueuse ; d'autres fois un sentiment de formication, comme si un reptile se fût promené à la surface intérieure de cet organe.

Une pareille altération de la sensibilité gastrique devait rendre les digestions encore plus fatigantes qu'auparavant ; c'est ce qui a eu lieu en effet. Peu d'heures après avoir satisfait la moitié d'un appétit vorace, il me survenait des angoisses inexprimables ; l'estomac paraissait si incommodé du contact des substances alimentaires, qu'il faisait de grands efforts pour s'en débarrasser. De là des nausées continuelles qui n'ont cependant jamais été suivies de vomissemens. Ces souffrances se terminaient par l'explosion d'une grande quantité de gaz, à la suite de laquelle je restais tranquille, jusqu'à ce que le repas suivant eût rappelé les mêmes phénomènes. Car, à l'exception des jaunes d'œufs et du sucre, qui m'ont été très-utiles, en facilitant la digestion de plusieurs alimens, tout ce que je prenais m'incommodait plus ou moins. Mais une chose digne de remarque, c'est que les liquides me faisaient plus souffrir que les solides, et les alimens mucilagineux bien plus que ceux d'une autre nature. C'est ainsi que l'eau, le lait, le bouillon, les huîtres, etc., déterminaient souvent de vives douleurs, et presque tou-

jours des malaises insupportables, à moins qu'ils
ne fussent fortement sucrés; tandis qu'une soupe,
un morceau de pain ou de rôti, étaient digérés
plus facilement; les viandes gélatineuses ne pas-
saient pas aussi bien que celles qui contiennent
beaucoup de jus. Et j'ai continué le régime antiphlogistique, malgré cette indication formelle de
l'abandonner. Je ne puis expliquer ma persévérance dans un traitement si contraire à la maladie
dont j'étais affecté.

Quoi qu'il en soit, pendant que l'affection gastrique s'éleva à ce degré d'intensité, les forces et
l'embonpoint, qui étaient un peu revenus au mois
d'octobre, se dissipèrent à vue d'œil; l'inquiétude,
l'ennui, la taciturnité et le dégoût de la vie devinrent extrêmes; en repoussant de toutes mes
forces l'idée du suicide, j'aurais voulu que la nature tranchât des jours qui m'étaient horriblement
à charge. En même temps plusieurs nouveaux phénomènes se sont développés. Par exemple, je de-
vins extrêmement sensible à l'action du froid; j'a-
vais toujours les pieds gelés, et j'éprouvais des
sensations glaciales comme des coups de vent, tantôt sur une partie, tantôt sur une autre; quelques
douleurs momentanées et très-vives se faisaient
également sentir en différens endroits. Obligé d'u-
riner à chaque instant, mes urines étaient claires
comme de l'eau, et rendues parfois avec un sentiment de cuisson. J'étais tourmenté par des palpi-

tations de cœur et des battemens extraordinaires dans toutes les artères accessibles aux sens. Enfin, deux ou trois accès fébriles, purement nerveux, composés seulement d'accélération du pouls, de chaleur à la peau et de sueurs, sont venus compléter cette série de maux, et me faire croire que je touchais au terme de ma pénible existence, parce qu'on m'avait prédit que la fièvre surviendrait dans la dernière période de la maladie.

Justement alarmés de ma situation, mes parens ont fait appeler un médecin. Il se trouva que c'était un élève de la doctrine physiologique. Croyant qu'une gastrite aiguë était entée sur la gastro-entérite chronique, pour laquelle je lui dis qu'on me traitait, ou du moins que cette dernière s'était fortement exaspérée, ce médecin a conseillé une application de quarante sangsues sur la région épigastrique. Je refusai d'abord de m'y soumettre; mais j'eus ensuite la faiblesse impardonnable de consentir à ce qu'on en appliquât la moitié, et les vingt autres ont été mises le lendemain : nous étions au commencement de décembre.

Pendant les premiers jours qui suivirent cette double application, les douleurs d'estomac se calmèrent; mais elles revinrent bientôt plus vives qu'auparavant, et se propagèrent sous les seins, où elles avaient une intensité extrême; surtout lorsque, pour me soulager le dos, je voulais me coucher sur l'un des côtés. Le peu de forces qui me restaient avant la saignée furent anéanties, et la maigreur passa au marasme complet; je n'avais plus que la peau sur les os. La soustraction du sang ayant donné une prépondérance excessive au système nerveux, j'éprouvais des évanouissemens, des défaillances et des lypothymies; il me fallait sans cesse le flacon sous le nez, comme à la petite maîtresse la plus vaporeuse. La région épigastrique était continuellement distendue et ballonnée : de là des étouffemens et des suffocations imminentes, qui ont failli plusieurs fois me faire périr.

Ainsi l'estomac perdait sa tonicité au point de ne pouvoir se débarrasser des gaz qui le distendaient, tandis que sa sensibilité s'exagérait et se pervertissait de plus en plus. En effet, les impressions pénibles que la présence des alimens produisait sur cet organe, de même que les sensations singulières dont j'ai déjà fait mention, devinrent encore plus intenses après l'emploi des sangsues. D'autres phénomènes non moins fantasques s'y firent également sentir. C'est ainsi que j'éprouvais alternativement une faim dévorante et un dégoût extrême, un sentiment de vacuité ou de plénitude stomacale; quelquefois une sensation de rupture extrêmement douloureuse, comme si l'estomac se fût déchiré pour donner issue aux substances alimentaires qu'il contenait.

Mais autant la sensibilité était en excès dans l'appareil gastrique, autant elle était en défaut dans les autres endroits; car si je sentais tout ce qui se passait dans cet appareil, je ne sentais rien de ce qui se passait ailleurs. On aurait dit que cette propriété vitale avait abandonné toutes les autres parties du corps, pour se réfugier dans le principal organe de la digestion. Si vivre c'est sentir, comme on l'a dit, je ne vivais plus alors que par l'estomac; tout mon être sensitif était réduit à cet organe. Les extrémités étaient tellement insensibles, qu'on aurait pu, je crois, me couper un bras ou une jambe, sans que je l'eusse senti. Cela est si vrai que je me suis brûlé profondément les pieds sans éprouver la moindre douleur: je ne me serais même point aperçu de cet accident, si on ne me l'eût pas fait connaître; le froid était le seul agent extérieur à l'action duquel je fusse encore sensible. Comme il me faisait un grand bien, surtout le froid sec, je le recherchais plutôt que de l'éviter.

Les fonctions intellectuelles n'ont point dévié de leur rectitude normale sur tout ce qui était étranger à la maladie; mais elles sont devenues excessivement faibles; il m'était impossible d'écrire une lettre, de lire quelques pages, ni de soutenir une conversation suivie; tout travail qui exigeait un peu d'attention était au-dessus de mes forces. Les sentimens affectifs étaient aussi considérablement diminués, sans être cependant tout-à-fait

détruits : si mon attachement pour mes proches
était affaibli, je n'étais pas néanmoins dans une indifférence totale pour eux ; l'amour du *moi* n'avait
pas entièrement éteint l'amitié pour les autres; l'é-
goïsme, quoique assez prononcé, nétait pourtant
pas complet. Mais, l'imagination constamment
tendue sur l'estomac et scrutant avec une puérile
inquiétude le travail de cet organe ; mourant de
faim et tremblant de manger, parce que tout me
faisait mal ; continuellement en proie à des craintes chimériques, je m'occupais plus de ma nourriture que de toute autre chose ; je cherchais à
découvrir des alimens qui ne m'incommodassent
pas; la table et la cuisine absorbaient la plupart
de mes pensées.

Il était d'autant plus difficile de me contenter,
que le goût et l'odorat avaient acquis une susceptibilité extrème et tout-à-fait en harmonie avec
celle du principal organe de la digestion. Je dis-
tinguais les différentes saveurs et les différentes
odeurs des alimens avec une finesse dont les gour-
mets auraient été jaloux. Cependant la membrane
muqueuse de la bouche et des narines n'était point
enflammée, et cette délicatesse anormale du goût
et de l'odorat (beaucoup plus prononcée les jours
de pluie, pendant lesquels la faim était aussi plus
vorace et la digestion plus laborieuse que dans les
temps secs), venait uniquement d'un excès de sensibilité des nerfs gustatifs et olfactifs. Ce qui prouve

déjà, par induction, que la membrane muqueuse de l'estomac n'était pas enflammée non plus, et que la maladie de cet organe ne consistait que dans une trop grande sensibilité des nerfs gastriques. Mais avant de discuter sur la nature d'un fait, il faut achever son histoire.

Le confrère qui me donnait des soins me dit alors que la gastro-entérite avait été enlevée par les sangsues ; que les douleurs et les autres phénomènes dont je me plaignais encore étaient probablement nerveux, et qu'il fallait user d'une alimentation plus fortifiante. Ce conseil était bon ; mais le changement de nourriture aurait dû s'effectuer par degrés insensibles : la muqueuse gastrique était trop susceptible ; l'eau, le lait, les mucilagineux, etc., l'avaient par trop *attendrie*, si je puis me servir de cette expression, pour qu'elle pût supporter, sans y être préparée graduellement, le contact des substances alimentaires tant soit peu relevées. Aussi, le bouillon modérément salé, le vin trempé d'eau, et tous les alimens qui n'étaient pas très-doux, me brûlaient-ils l'estomac ; ils produisaient de vives douleurs dans cet organe, et une altération inextinguible ; de manière que le régime antiphlogistique prolongeait la gastralgie, tandis que le régime tonique me paraissait prêt à occasionner une véritable gastrite. Que faire dans cette fâcheuse position, à quarante-cinq lieues de la capitale ? J'ai pris le parti que j'aurais dû prendre deux mois plus tôt, celui de revenir à Paris, où je suis arrivé le 22 décembre, non sans beaucoup de peine, et après avoir été forcé de me reposer deux jours à moitié chemin.

Mon premier soin fut d'appeler M. le professeur Fouquier, qui a eu la bonté de venir me voir et d'examiner mon état avec la plus grande attention. Vous n'avez point d'inflammation, me dit-il, et vous n'en avez jamais eu ; c'est une gastralgie, un excès de sensibilité des nerfs de l'estomac, et rien de plus. Ce qui confirme encore cette opinion, c'est qu'avant la maladie actuelle vous avez éprouvé plusieurs névroses. Le traitement que vous avez à suivre, ajouta ce célèbre médecin, est fort simple, et votre guérison certaine. Un langage aussi consolant, que j'entendais pour la première fois de la bouche d'un confrère, m'a fait beaucoup de bien. Réuni au régime convenable, ordonné par le même professeur, il a puissamment contribué à la guérison. Ce régime consistait, 1° à abandonner le lait et les mucilagineux, dont l'expérience avait prouvé les mauvais effets ; 2° à prendre des alimens légers et un peu toniques, comme les potages au gras, les œufs à la coque, les viandes blanches rôties, les légumes au jus, les fruits cuits et sucrés ; 3° à passer graduellement à des viandes plus fortes, telles que le mouton et le bœuf ; 4° à manger froids tous les alimens qui en étaient susceptibles ; 5° à faire usage du pain de gruau et à boire du vin de Bordeaux, d'abord très-étendu d'eau à la glace, et ensuite plus concentré. M. Fouquier me conseilla encore les bains froids et l'application d'un vésicatoire sur la région épigastrique.

Ce vésicatoire, qu'il a fallu renouveler trois fois, tant la peau était insensible, loin de détourner les douleurs stomacales, comme on l'espérait, les rendit plus vives, en sorte qu'on fut obligé de le supprimer au bout de huit jours. Les alimens un peu relevés occasionnèrent bien quelques sensations douloureuses, mais rassuré sur la nature de la maladie, j'ai persisté à en prendre, et l'estomac ne tarda pas à les supporter sans trop de peine. Je commençai donc à aller beaucoup mieux ; les forces et l'embonpoint revenaient peu à peu, le moral s'améliorait rapidement ; en un mot, tout porte à croire que je me serais bien rétabli, en suivant les sages conseils de M. Fouquier, quand même un événement, à jamais déplorable pour moi, ne serait pas venu hâter la guérison.

A la fin de janvier 1824, ma fille unique, âgée de seize ans et demi, et réunissant toutes les qualités qui font le bonheur d'un père, éprouva les premiers symptômes de la phthisie pulmonaire. De ce moment, mon attention se porta tout entière sur mon enfant ; je n'ai plus pensé à moi, et je fus guéri : plus j'avais d'inquiétude sur le sort de ma fille, dont la maladie faisait des progrès rapides, et mieux je me portais. Enfin, malgré les

soins les plus assidus de mon ami le docteur Bourdet et de M. le professeur Laennec, j'ai eu le malheur de la perdre le 24 avril. La douleur inexpri-
mable qu'une perte aussi cruelle m'a fait ressentir
a encore raffermi ma santé ; car depuis cette fatale
époque elle est meilleure qu'avant la maladie.

Réflexions. Le fait que je viens d'exposer ne
devrait pas avoir besoin d'interprète ; il me semble, du moins, que son langage est assez clair et
qu'il parle assez haut pour se faire comprendre,
sans qu'on soit obligé de le commenter. Aveuglés
par la prévention, quelques médecins physiologistes continuent cependant encore à regarder
cette maladie comme inflammatoire. Je croyais
bien, lorsque j'en ai publié les détails, qu'ils
l'attribueraient au traitement de la fièvre intermittente qui l'avait précédée ; que les troubles
de la digestion survenus peu de temps après cette
fièvre ne seraient autre chose, à leurs yeux, que
le début d'une gastro-entérite chronique, occasionnée par l'émétique, le quinquina et le vin de
Séguin, qui, d'après la théorie physiologique,
devaient nécessairement enflammer la muqueuse
gastro-intestinale ; mais j'étais loin de penser
qu'ils tronqueraient le fait pour le métamorphoser
en inflammation, et le faire cadrer avec la nouvelle
doctrine : c'est pourtant ce que l'on a fait dans les
Annales de la médecine physiologique, et dans un

nouveau traité sur les maladies nerveuses (1). En analysant mon observation, on a passé sous silence tout ce qui prouve que c'était une névrose; mais on a eu grand soin de relater tout ce qui peut faire croire que c'était une phlegmasie. On a in-

---

(1) *Maladies nerveuses des auteurs ;* par **M.** Fourcade-Prunet. En lisant ce titre, j'ai pensé qu'il s'agissait des maladies nerveuses que les auteurs éprouvent souvent eux-mêmes; mais en parcourant l'ouvrage, je me suis aperçu qu'il y était question des maladies nerveuses dont les auteurs ont traité, et c'est, comme on se l'imagine bien, pour ramener la plupart de ces maladies à l'inflammation. Du reste, ce jeune docteur a de la facilité pour écrire : lorsqu'il aura exercé la médecine; lorsque, plus instruit par sa propre expérience, il ne craindra pas d'être autre chose que l'écho du maître, et, surtout, lorsqu'il sera guéri de cette malheureuse idée fixe, j'ai presque dit de cette monomanie, qui poursuit les *seules* de la doctrine physiologique, et qui consiste à croire que les névroses sont des inflammations, à regarder toutes les lésions de la sensibilité comme *l'épine* de Vanhelmont, autour de laquelle les fluides doivent nécessairement accourir de tous côtés pour former l'état inflammatoire, alors il fera peut-être un bon livre sur les maladies nerveuses. Les Sydenham, les Dehaen, les Stoll, les Lorry, les Tissot ; les Whytt, et les autres médecins qui nous ont laissé des ouvrages immortels, ne les ont publiés qu'à la fin de leur carrière médicale, ou du moins après avoir long-temps observé ; mais aujourd'hui on veut écrire sur la médecine pratique avant d'avoir vu des malades : de là tant de productions inutiles pour la science, et quelquefois dangereuses par les principes erronés qu'on y trouve.

sisté, par exemple, sur ce que j'avais pris l'émétique et du quinquina ; mais on s'est bien gardé
de dire que j'avais abusé de l'eau de gruau pendant huit ans. Si ce n'est pas là de la mauvaise
foi, c'est au moins un manque d'exactitude dans
l'exposition des faits. Il me resterait bien encore
quelques remarques à faire sur les critiques dont
mon observation a été le sujet de la part de certains médecins physiologistes ; mais je m'en abs-
tiendrai : je ne saurais que répondre à des hommes
qui s'écrient : qu'il était écrit que je guérirais par
des moyens contraires à ceux que conseille la médecine physiologique ; que ma guérison a été *mi-
raculeuse*, etc. Une cause est bien près d'être per-
due, quand on a recours à de pareils moyens pour
la défendre.

Quoi qu'on en puisse dire, une maladie que les
antiphlogistiques ont constamment aggravée, et
qui s'est, au contraire, toujours améliorée par
les toniques, pris même durant la première période, n'était certainement point inflammatoire.
D'ailleurs, le tempérament du sujet, ses affections
antécédentes, les causes prédisposantes et occasionnelles, les symptômes et la guérison instantanée par une forte commotion morale, prouvent
aussi que cette maladie a été entièrement nerveuse.
Si l'on fait attention, en outre, à l'idiosyncrasie
de mon estomac, qui est telle que les alimens d'une
nature froide ne m'ont jamais convenu, tandis

que je me suis toujours bien trouvé d'une nourriture animale; si on observe que je ne puis prendre plusieurs jours de suite des tisanes rafraîchis-
santes sans en être incommodé, on sera convaincu
que les premiers troubles de la digestion prove-
naient d'un commencement de gastralgie, au développement de laquelle a dû contribuer l'usage
de l'eau de gruau coupée avec du lait, que je prenais tous les matins. Pour moi, je n'en doute pas,
l'observation m'ayant appris que l'abus des délayans occasionne cette névrose, comme l'abus des
irritans produit la véritable gastrite.

Dira-t-on qu'il est absurde d'attribuer des douleurs stomacales à une boisson émolliente; qu'elle
ne peut produire que l'atonie, qui n'est jamais
douloureuse? Ma réponse est toute simple, et fondée sur des faits incontestables. Les applications
émollientes exaspéraient tellement les névralgies
que j'ai éprouvées à la tempe et au cordon spermatique, qu'on fut obligé d'en cesser l'emploi. Ne
sait-on pas d'ailleurs que les applications de cette
nature aggravent ordinairement les rhumatismes
appelés *nerveux*, comme la *sciatique*? On peut
même avancer, sans craindre d'être démenti par
l'expérience, que les émolliens, si utiles dans les
inflammations, augmentent presque toujours l'intensité des névralgies. Or, s'il est démontré que
ces médicamens, sous forme topique, exaspèrent
certaines douleurs extérieures, l'analogie permet

de croire que leur usage interne, trop long-temps continué, peut rendre l'estomac douloureux, sans doute en augmentant la susceptibilité des nerfs de cet organe. Au surplus, l'observation confirme pleinement ce qui est indiqué par l'analogie; car tout le monde sait, même les personnes étrangères à la médecine, que les boissons et les alimens atoniques occasionnent assez souvent des douleurs de l'estomac, auxquelles il n'est cependant pas possible de donner le nom de *gastrite*, à moins d'abuser de ce mot, comme on le fait aujourd'hui, en l'appliquant à une foule d'altérations qui ne le méritent pas. Triste héritage du *brownisme*, la *dichotomie* pathologique est loin d'embrasser la totalité des maladies. Entre la faiblesse pure et l'inflammation vraie, il se trouve plusieurs états morbides, qui refusent de se prêter aux divisions arbitraires des médecins systématiques.

Ainsi, du fait que nous avons rapporté et des réflexions qui le suivent, il résulte évidemment, 1º que l'abus long-temps prolongé d'une boisson délayante avait augmenté la susceptibilité nerveuse de l'estomac; 2º que de vives contentions d'esprit ont ensuite fait éclater la maladie; 3º qu'elle consistait uniquement dans un excès et une perversion de la sensibilité gastrique; 4º qu'elle se serait aisément dissipée, et en peu de temps, par l'éloignement des causes, un régime convenable et la tranquillité de l'imagination; 5º que ses progrès successifs et sa longue durée sont dus au traitement antiphlogistique, non moins qu'à l'affection morale, qui a exercé une grande influence sur l'affection physique.

Puisse cet exemple faire sentir l'importance que l'on doit attacher au traitement moral des maladies chroniques de l'estomac! Puisse-t-il engager les médecins à se défier d'une doctrine trop exclusive pour être toujours vraie! Puisse-t-il enfin tourner au profit de la science, et préserver quelques malades de l'état affreux où j'ai été réduit! S'il atteint ce but, je m'applaudirai d'avoir surmonté la répugnance que j'avais à le publier.

Ces raisonnemens ne paraîtront pas inutiles, si l'on considère qu'ils tendent à éclairer un point très-important de pathologie. Il s'agit de savoir si l'estomac et les intestins ne peuvent s'affecter chroniquement sans contracter l'inflammation; en d'autres termes, si toutes les maladies chroniques de ces organes sont des gastro-entérites, ainsi que le prétendent les médecins physiologistes. C'est pour démontrer jusqu'à l'évidence que ces médecins se sont trompés sur l'affection gastrique qui m'a conduit aux portes du tombeau, que je me suis livré à cette discussion. Si j'ai réussi, comme je le crois, on en tirera la conséquence qu'ils se trompent dans tous les cas analogues, et l'on se tiendra en garde contre leur séduisante doctrine.

On ne peut rien conclure d'un fait isolé, pourront s'écrier les réformateurs ; en supposant même que votre maladie ait été nerveuse , ce ne serait qu'une exception à la règle générale.

Je pourrais me contenter de dire qu'un fait bien observé suffit pour renverser la théorie la plus spécieuse ; mais j'aime mieux répondre par d'autres observations de même nature , car cette exception se renouvelle tous les jours. Je ne crains même pas d'affirmer que les victimes de la nouvelle théorie des affections gastro-intestinales chroniques se multiplient d'une manière effrayante. Le professeur Boyer, dont on ne récusera pas le témoignage , m'a dit et m'a autorisé à écrire , qu'il avait guéri , à l'aide de la nourriture et des médicamens toniques , *plus de trente* personnes qu'on avait réduites auparavant dans l'état le plus déplorable , par les sangsues , l'eau de gomme , le régime lacté , etc. ; et **M.** le docteur Georget , dont le mérite et la bonne foi sont connus , a rencontré trois exemples de gastralgie hypocondriaque , dans lesquels le traitement antiphlogistique a eu pour résultat l'exténuation physique la plus complète , jointe à une sorte d'imbécillité. Sur un grand nombre de cas de ce genre , qui se sont aussi présentés à mon observation , l'un s'est terminé par la mort. Je dois le rapporter succinctement , ne serait-ce que pour l'acquit de ma conscience.

IIe OBSERVATION.

Une jeune demoiselle, ayant éprouvé, en 1793, un profond chagrin, tomba dans un état de mélancolie continuelle, et ressentit des douleurs à la région épigastrique, dont elle se plaignait surtout après le repas. Pendant les nombreuses années qu'a duré cette maladie, plusieurs médecins furent consultés, et un grand nombre de moyens mis en usage, sans produire une guérison complète. Il y avait bien de longs intervalles durant lesquels les souffrances étaient très-légères, ou même nulles, puisque la malade n'a jamais cessé, si ce n'est quelquefois momentanément, de remplir ses fonctions à l'administration du timbre, où elle avait un emploi ; mais le plus petit écart de régime, ou la moindre affection morale, rappelait toujours les douleurs épigastriques. C'est ainsi qu'en 1819, époque à laquelle j'ai été consulté, de fortes contrariétés les rendirent beaucoup plus intenses qu'à l'ordinaire. Agée pour lors de quarante-sept ans, et encore bien réglée, la malade se plaignait aussi d'éructations, de nausées continuelles et d'une constipation opiniâtre ; immédiatement après avoir pris de la nourriture, elle croyait avoir un corps étranger dans l'estomac : cette sensation, qui était produite par le contact des alimens sur la muqueuse gastrique, disparaissait aussitôt que la digestion était achevée. Du reste, l'épigastre était tout-à-fait indolent au toucher, et rien de particulier ne s'y faisait sentir. L'embonpoint était médiocre, et les forces auraient été en bon état, s'il n'eût pas existé une espèce d'apathie et de nonchalance inaccoutumées. Imbu, dans ce moment, de quelques-unes des erreurs de la nouvelle doctrine médicale, et persuadé que la maladie soumise à mon observation était une gastro-entérite chronique, j'ai ordonné le lait et le traitement antiphlogistique, avec une grande circonspection cependant, car les sangsues n'ont pas dépassé le nombre de seize, appliquées en deux fois. Nonobstant cette prudence, la maladie a fait des progrès rapides, au point que j'ai demandé une consultation. Le médecin appelé partagea mon opinion erronée sur la nature du mal, et, d'un commun accord, nous prescrivîmes l'eau *gazeuse*. L'emploi de ce moyen, qui produisit d'abord quelque soulagement, a été suivi d'une tympanite énorme, contre laquelle tout fut inutile : la malade succomba avec des angoisses inexprimables.

Réflexions. Il ne m'a pas été possible de procéder à l'ouverture du corps; mais je n'en suis pas moins convaincu maintenant que cette infortunée n'a eu ni lésion organique, ni inflammation : selon moi, elle avait une gastro-entéralgie, et pas autre chose. Ma conviction est fondée sur la cause déterminante, la marche de la maladie, les symptômes qui l'ont caractérisée, et les effets du dernier traitement. Quoiqu'on dise le contraire aujourd'hui, les affections morales, de même que les contentions d'esprit, occasionnent plutôt des névroses de l'estomac que des véritables gastrites : l'observation le prouve tous les jours. L'absence de toute douleur par une forte pression sur la région épigastrique, le défaut de vomissemens, la constipation invincible, le manque de fièvre, les intermissions des souffrances stomacales, et le triste résultat des antiphlogistiques, déposent également contre l'existence d'une affection organique ou d'une phlegmasie : tandis que ces signes négatifs d'une lésion appréciable s'accordent très-bien avec une maladie purement nerveuse.

IIIe Observation.

La gastralgie hypocondriaque dont je vais rendre compte à eu des suites moins funestes : le malade a triomphé et de sa maladie et de la médecine physiologique, grâce à la vigueur de son tempérament. C'était un homme de trente et quelques années, premier clerc de notaire à Paris. La vie sédentaire et le travail du cabinet l'avaient disposé à une névrose gastrique ; un violent chagrin, causé par la mort de sa mère, la fit développer rapidement. Cette névrose débuta, ainsi qu'elle le fait presque toujours, par des digestions laborieuses et des douleurs épigastriques , plus intenses après les repas que dans l'état de vacuité de l'estomac. On appela un jeune médecin physiologiste, d'ailleurs plein de talens et ami du malade. Je n'ai pas besoin de dire qu'il l'a regardé comme ayant une gastro-entérite chronique, et traité en conséquence. Mais, ce qu'il importe de faire observer, c'est que, sous l'empire de cent vingt sangsues au moins, divisées en plusieurs applications et secondées par les autres antiphlogistiques, la maladie, loin de s'arrêter, a fait de nouveaux progrès ; les douleurs d'estomac sont devenues plus fortes ; la sensibilité de cette partie s'exalta davantage ; une très-légère quantité de nourriture produisait de vives souffrances, des éructations et des nausées continuelles : la constipation devint insurmontable ; l'abdomen était souvent météorisé par la grande quantité de gaz qui se développait dans le tube digestif ; les urines étaient claires, rendues avec un sentiment de cuisson. Les forces et l'embonpoint diminuèrent peu à peu : le malade éprouvait des étouffemens, des palpitations de cœur et des douleurs assez violentes, tantôt dans un endroit, tantôt dans un autre ; il était excessivement sensible à l'action du froid : son moral s'affecta vivement ; l'ennui, le découragement, le dégoût de la vie, se manifestèrent par degrés.

Deux consultations ont eu lieu, sans résultats favorables. L'un des consultans proposa bien un traitement tonique et sédatif ; mais, loin de suivre ses sages conseils, on ajouta les bains tièdes, qui énervaient de plus en plus, et un vésicatoire à la cuisse qui augmenta encore l'irritabilité nerveuse générale.

Il y avait onze mois que le malade était dans cet état, quand des personnes qui s'intéressaient à son sort, sachant que j'avais eu une longue maladie de l'estomac, m'ont prié de lui faire une visite. Je me suis rendu d'autant plus volontiers à leur demande, que cet intéressant jeune homme m'était connu depuis long-temps. Lorsque je le vis, au mois de février 1825, ce malheureux était réduit à l'usage de l'eau lactée et d'une décoction de pommes pour toute alimentation, c'est-à-dire de deux boissons qui perpétuaient sa gastralgie en entretenant la susceptibilité nerveuse de l'estomac. Sa situation morale et physique était vraiment affligeante : il s'effrayait d'entendre le gargouillement des gaz dans son canal alimentaire. Le *tædium vitæ* etait au point qu'on n'osait pas le perdre un instant de vue. La maigreur approchait du marasme ; les forces étaient entièrement détruites ; le sommeil était nul ou très-agité ; des défaillances et des évanouissemens se renouvelaient fréquemment. Les amis du malade ne lui donnaient plus que quelques jours à vivre.

Malgré ce danger apparent, je n'ai pas hésité à déclarer qu'il n'y avait point de lésion organique ni de phlegmasie gastro-intestinale ; que sa maladie était tout-à-fait nerveuse ; qu'elle consistait principalement dans un excès de sensibilité des nerfs de l'estomac. Après avoir rassuré son imagination autant que cela m'était possible, en lui représentant qu'on m'avait retiré d'une position non moins fâcheuse que la sienne, et qu'il guérirait aussi bien que moi, je lui ai conseillé d'abandonner les bains tièdes, ainsi que toute espèce de boisson atonique ; de prendre des bains frais, de petits potages au gras, et du vin de Bordeaux coupé avec de l'eau à la glace ; de manger un peu de viande rôtie et des légumes au jus : en un mot, je lui ai conseillé d'user graduellement des alimens toniques, qui m'avaient si bien réussi, en le prévenant que son estomac les supporterait d'abord avec peine, mais qu'il ne tarderait pas à se raccoutumer à leur présence. Ce régime n'a été suivi qu'en partie ; les craintes du malade, et plus encore celles du médecin ordinaire, qui ne rêvait que gastro-entérite, ont empêché de l'adopter en totalité. Toutefois une amélioration sensible s'est bientôt fait apercevoir. Encouragé par ce premier succès, il a mangé ensuite trop hardiment ; car sa convalescence a été interrompue par plusieurs écarts, que je lui avais pourtant bien recommandé d'éviter. Vers la fin d'avril, ses forces étant un peu rétablies, ce jeune homme est parti pour faire un voyage dans son pays natal, d'où il a écrit, peu de temps après, qu'il allait de mieux en mieux, et au bout de quatre ou cinq mois, il est revenu à Paris en parfaite santé.

Réflexions. Telle est la prévention des adeptes de la nouvelle école, que le médecin qui a traité ce malade persiste à croire qu'il l'a guéri d'une gastro-entérite chronique. La nature des causes prédisposantes et occasionnelles, les effets désastreux des débilitans, et le rétablissement par une nourriture tonique, devraient pourtant le convaincre du contraire ; mais rien ne peut désabuser les médecins physiologistes. Si, à la suite d'une gastro-entéralgie, qui serait devenue mortelle, vous leur montriez la muqueuse digestive blanche comme du lait, je crois qu'ils la ratisseraient avec le scalpel pour en faire ressortir quelque rougeur (1), ou qu'ils soutiendraient que la rougeur a disparu depuis la mort, plutôt que de convenir qu'il n'y avait pas de gastro-entérite. Ils ne conçoivent pas

---

(1) Au lieu de se récrier contre ce passage, on aurait dû me savoir bon gré de ma réticence. J'ai parlé au dubitatif, tandis que je pouvais m'exprimer d'une manière positive. Le fait est que j'ai vu moi-même pratiquer cette manœuvre une fois, à la suite d'une prétendue gastro-entérite chronique dont je rapporterai l'observation et que plusieurs confrères, dignes de toute croyance, m'ont assuré qu'on l'exerçait assez souvent en recherchant les traces de la gastro-entérite aiguë.

que la sensibilité des nerfs de l'estomac puisse être
en excès ou pervertie, sans que sa membrane muqueuse soit enflammée, comme s'il n'y avait jamais de névrose sans inflammation. Que dire à
des hommes aussi fortement prévenus ? Puisque
des faits concluans ne les détrompent pas, on ne
peut que les laisser dans l'erreur et suivre une
marche différente, en distinguant la gastralgie
des autres maladies de l'estomac, et en la traitant
par les moyens dont l'expérience a constaté les
bons effets. Il est vrai qu'on sera peut-être accusé
d'ontologie; mais on s'en consolera en remplissant
le but de la médecine, qui est de guérir les maladies. Cela vaut mieux que d'avoir beaucoup d'occasions de faire des autopsies, dont les résultats
peuvent même nuire au progrès de la science, en
ce que l'esprit de système voit souvent ce qui n'est
pas, et donne ensuite, de la meilleure foi du
monde, de fausses conclusions pour des réalités.

IVe Observation.(1)

Rosa S...., âgée de dix-huit ans, d'une grande
susceptibilité physique, eut à Bruxelles, il y a un

---

(1) Cette intéressante observation a été consignée, par
M. Dubourg, dans les *Archives générales de médecine*,
cahier de mars 1826. Je ne puis en donner ici qu'un extrait, parce qu'elle est trop étendue pour la transcrire
tout entière; mais je n'omettrai aucune des circonstances
propres à caractériser la maladie.

an, une couche très-laborieuse, suivie d'une violente péritonite, compliquée de symptômes cérébraux, affections qui nécessitèrent un traitement antiphlogistique extrèmement énergique. La malade évalue à quatre cents le nombre des sangsues qu'on lui avait appliquées, indépendamment de plusieurs saignées aux bras, aux pieds, à la tète et sur le dos des mains. Depuis cette époque, le ventre n'a jamais repris sa souplesse normale; les menstrues n'ont paru que d'une manière irrégulière et en petite quantité.

Six mois après, à la suite d'un excès dans le régime, il survint une gastro-entérite, ou du moins une affection d'apparence analogue, pour laquelle Rosa S.... a séjourné six semaines à la maison de santé. Elle avait alors une extinction de voix survenue tout à coup, et des vomissemens offrant cette particularité, savoir, qu'elle vomissait sur-le-champ toute matière liquide, tandis qu'elle conservait long-temps dans l'estomac les substances solides, et qu'elle ne vomissait celles-ci qu'au moment où elle ingérait des boissons. La malade fut soumise à un traitement antiphlogistique et adoucissant (soixante sangsues sur l'abdomen, cinquante au cou, bains, lavemens gélatineux, régime lacté); mais elle prenait en cachette de la salade, du café et autres excitans.

Sortie de la maison de santé, sans amélioration sensible, le mal empira jusqu'à son entrée à la Pitié, qui a eu lieu le 8 février dernier. Rosa S.... offrait alors les symptômes suivans : habitude extérieure maigre ; peau chaude, mordicante ; pouls petit, fréquent ; langue rose-pâle, sèche aux bords et à la pointe, brunâtre, lisse au centre et jusqu'à la base ; douleur vive produite par une pression légère à l'épigastre et dans toute l'étendue de l'abdomen, cardialgie, nausées, vomissemens de toute substance solide ou liquide ; et même dans l'état de vacuité de l'estomac, efforts de vomissemens venant à des intervalles irréguliers ; abdomen tendu, météorisé, douleurs vives intermittentes suivant le trajet des intestins; constipation, sentiment de fatigue, de brisement dans les lombes et les membres, tiraillemens douloureux dans la région inter-scapulaire, extinction complète de la voix ; urines rouges, peu abondantes ; la face animée, ne porte pas l'empreinte d'une douleur profonde ; agitation, insomnie toute la nuit.

On crut franchement avoir affaire à une *gastro-entéro-péritonite* chronique. Il n'en était rien cependant; car voici ce qui est arrivé. On prescrivit un large cataplasme sur la région ombilicale; pour boisson une solution de gomme édulcorée, et du lait pour aliment. Mais aussitôt après l'ingestion de ces liquides, vomissemens ; la malade mangeait du sucre, seule chose qu'elle ne vomissait pas. Même médication, avec quelques bains, et mêmes effets, jusqu'au 14 février. Le 15 on a mis un vésicatoire sur la région épigastrique, et essayé de la pâte de lichen, qui a été digérée. Le 22, un verre d'eau de Baréges fut administré avec du lait, en trois fois; la dernière dose excita des vomissemens, des douleurs et des efforts convulsifs, qui obligèrent à appeler l'élève de garde : c'était M. Lambert, auteur de recherches inédites sur l'usage *endermique* de quelques sels et alcalis végétaux. Apprenant que la malade avait un vésicatoire à l'épigastre, il saisit cette occasion pour essayer de calmer, avec l'acétate de morphine, les symptômes fâcheux qui se présentaient. Un demi-grain de ce médicament, réduit en poudre impalpable, fut étendu sur la surface dénuée d'épiderme, et en peu d'instans les vomissemens cessèrent comme par enchantement : la malade passa une bonne nuit. Au moyen de cette substance, dont on porta graduellement la dose à deux grains et demi, les vomissemens ont diminué de fréquence, et le sommeil était bon. Le 9 mars, du pain, du lait et des oranges n'ont pas été vomis. Le 10, la malade a recouvré sa voix ; le ventre était souple, et le mieux général frappant. Les jours suivans, l'amélioration a continué. Le 14, on accorda une nourriture plus réparatrice, et tout porte à croire que la guérison aura été complète, si la malade s'est soumise quelque temps aux lois du régime et de l'hygiène.

Réflexions. Je regrette que M. Dubourg n'ait pas fait mention de l'appétit; c'est un point essentiel pour distinguer les névroses des inflammations gastro-intestinales : le désir de prendre de la nourriture est fréquent dans les premières, tandis qu'il n'existe peut-être jamais dans les secondes, à moins que la phlegmasie ne soit limitée à un petit espace des intestins et que l'estomac s'en trouve tout-à-fait exempt. Il est à présumer, toutefois, que la malade l'avait conservé, puisqu'elle mangeait en cachette, et c'était une forte raison pour croire qu'il n'y avait pas de gastrite. Au surplus, le diagnostic était assez clair pour qu'on ait lieu d'être surpris que la nature de la maladie soit restée aussi long-temps ignorée. L'augmentation des souffrances par la pression sur l'épigastre, la tension et le météorisme de l'abdomen, l'état de la langue et des urines, pouvaient bien faire soupçonner l'existence d'une inflammation ; mais, d'un autre côté, l'irritabilité physique du sujet, et la quantité énorme de sang qu'on lui avait retiré pour la péritonite, indiquaient déjà que la rechute était nerveuse. Ensuite, les vomissemens des liquides et la possibilité de digérer les alimens solides, auraient dû lever presque toutes les difficultés ; parce que ce phénomène existe souvent dans les névroses de l'estomac, et que c'est plutôt l'inverse qui a lieu dans les phlegmasies de cet organe. A la vérité, les substances solides ont aussi été rejetées, mais ce ne fut qu'après une nouvelle exaspération de la maladie, occasionnée par la répétition des sangsues,

le lait, les mucilagineux et les irritans pris secrètement; deux genres de moyens également contraires dans les névroses caractérisées par l'atonie
et une vive susceptibilité. En outre, il restait un
indice qui, ajouté au bon aspect de la face, à
l'extinction de la voix, à la constipation et à
l'intermittence des douleurs intestinales, devait
empêcher de se méprendre : la malade digérait
le sucre et la pàte de lichen, c'est-à-dire des toniques doux et parfaitement appropriés à l'atonie
nerveuse. C'était une indication positive; mais il fallait que le hasard vînt dessiller des yeux éblouis par
une doctrine erronée. L'eau de Baréges provoqua
des accidens graves, comme tout autre stimulant
l'aurait fait; on essaya l'acétate de morphine à l'extérieur; les symptômes disparurent graduellement; la
guérison s'acheva, et l'on reconnut enfin la nature
du mal. Voilà donc une maladie qu'on aurait probablement enlevée, en peu de temps, par quelques doses d'opium et un régime tonique, et qui
s'est prolongée six mois, parce que beaucoup de
médecins ne veulent plus voir que des inflammations, et parce que les erreurs de la médecine physiologique s'insinuent dans les meilleurs esprits ,
même à leur insu.

Vᵉ OBSERVATION.

Madame C....., âgée de quarante-trois ans,
d'une constitution excessivement nerveuse, et très-

sujette aux douleurs d'estomac, en a éprouvé, au mois de septembre 1825, par suite d'un violent chagrin que lui causa la mort de son père, de beaucoup plus fortes qu'à l'ordinaire. Elle avait en même temps des spasmes dans la poitrine et des suffocations momentanées. On lui a fait trois applications de sangsues, ordonné les boissons mucilagineuses, et un régime très-sévère nonobstant l'absence de la fièvre et la continuation de l'appétit. En novembre, délire furieux ; la malade, qui pendant l'intégrité de ses facultés intellectuelles craignait d'avaler un bouillon, tant elle était effrayée des dangers imaginaires de prendre de la nourriture, veut manger à toute force : elle s'emporte contre les personnes qui l'entourent, dit que c'est affreux de la faire mourir de faim, et se lève, malgré sa grande faiblesse, pour chercher des alimens. Appelé dans ce moment, j'ai conseillé une alimentation tonique, prise avec mesure, et des ventouses sèches sur le thorax. D'abord pénibles, accompagnées de beaucoup de vents, les digestions se sont rétablies par degrés, et les douleurs d'estomac, ainsi que les étouffemens, ont complétement disparu. Au 15 décembre, cette dame mangeait copieusement et buvait près d'une bouteille de vin de Bordeaux par jour. Loin d'en ressentir la moindre incommodité, ses forces et son embonpoint ont repris leur état naturel, son délire s'est calmé, ses yeux sont devenus moins hagards, l'incohérence de ses idées a disparu, et sa guérison complète ne s'est pas fait long-temps attendre. Elle a cependant conservé une grande faiblesse de mémoire, qui n'était pas encore entièrement dissipée au bout de six mois.

———

Réflexions. M. Gaultier de Claubry, dont le mérite et la franchise sont connus de tout le monde médical, ne croit pas que la faim puisse occasionner la folie (1), et il a raison quand il ne s'agit que de la faim naturelle; mais je pense que notre confrère est dans l'erreur, lorsqu'il est question de la faim extraordinaire qui dépend d'une affection nerveuse du principal organe digestif : ayant éprouvé long-temps ce besoin morbide, je suis convaincu qu'il peut troubler les facultés intellectuelles. Je m'étonne même que ce judicieux médecin ait pu élever le moindre doute sur un fait aussi facile à concevoir, et qui s'explique naturellement par l'influence sympathique que l'estomac exerce sur le cerveau. Nous dirons plus tard qu'en vertu de cette influence, la gastralgie, boulimique ou non, entraîne souvent les symptômes hypocondriaques les plus prononcés. Or, de l'hypocondrie à une véritable aliénation mentale il n'y a qu'un pas, et il n'est pas étonnant que l'affection gastrique, qui produit la première, puisse également déterminer

———

(1) *Journal général de Médecine*, cahier d'avril, 1826.

la seconde, chez des personnes d'un esprit faible et disposées à perdre la raison. On sait d'ailleurs que la plupart des auteurs qui ont écrit sur les vésanies, le professeur Pinel et le savant Esquirol, entre autres, placent dans les viscères abdominaux le point de départ d'un grand nombre de ces névroses. Il est bien vrai que des médecins distingués de nos jours pensent que la folie **a** constamment son origine dans l'encéphale ; mais cette opinion est contraire à l'expérience.

VIe Observation.

M. Legros, âgé de vingt-neuf ans, d'un tempérament lymphatique et nerveux, maître d'hôtel à la Préfecture de police, avait, depuis très-long-temps, un mauvais estomac, et digérait avec peine les alimens d'une nature froide ; plusieurs fois, il lui est arrivé de vomir des fruits cinq ou six jours après les avoir mangés, bien que les autres substances qu'il avait prises pendant cet intervalle eussent été digérées. Trois ou quatre ans avant sa dernière maladie, il a eu des douleurs d'estomac qui s'exaspéraient par l'usage du lait, et qui se sont terminées spontanément au bout de quelques mois d'existence. En mai 1826, nouvelles douleurs épigastriques, principalement après les repas ; digestions lentes et laborieuses, éructations, coliques flatulentes, constipation opiniâtre ; mais point de fièvre ni de vomissemens, et continuation de l'appétit. Sangsues à la région de l'estomac, portées successivement à quatre-vingt-quinze, en cinq applications; eau de gomme, deux bains tièdes et deux lavemens par jour, diète absolue. Après cinquante jours de ce traitement, le médecin qui l'avait ordonné tomba malade, et je fus demandé : c'était le 6 juillet.

J'ai vu beaucoup de personnes atteintes de gastro-entéralgie et épuisées par les antiphlogistiques;mais je n'en ai pas encore rencontré une qui fût réduite au point où l'était M. Legros. On ne peut se faire une idée juste de son état qu'en se représentant un homme qui meurt d'inanition. En effet, la maigreur avait atteint le dernier degré du marasme, et la faiblesse était si grande que le malade ne pouvait plus sortir de son lit : les yeux, ternes et mourans, et enfoncés dans les orbites, distinguaient à peine les objets qui s'offraient à eux; face pâle et portant l'empreinte d'un individu exsanguin ; langue humide dans toute son étendue, blanche au milieu, rosée sur les bords et à la pointe; dégoût pour les boissons, et, depuis quelques jours, vomissemens de l'eau gommée; mais le désir des alimens, quoique léger, existait encore : pouls extrêmement faible, peau froide, surtout aux extrémités; urines aqueuses et abondantes; point de selles. Rien d'extraordinaire à la région épigastrique, si ce n'est que la paroi antérieure de l'abdomen s'appliquait contre la colonne vertébrale, et que les battemens du tronc cœliaque et de l'aorte étaient très-sensibles au tact et même à la vue. Le malade s'assoupissait, sans pouvoir jouir d'un véritable sommeil. Abattu au moral comme au physique, et complétement découragé, il croyait mourir à chaque instant.

Cette situation me donna de l'inquiétude ; je craignais une lésion organique : mon prognostic fut douteux. Néanmoins, je relevai le courage de M. Legros, en lui faisant espérer qu'un autre traitement le guérirait ; et, après avoir proscrit tous les moyens employés jusqu'alors, j'ai ordonné des bouillons gras , d'abord coupés avec de l'eau de poulet, et ensuite purs. Ces bouillons ayant bien passé, on les rendit plus nourrissans par l'addition d'un peu de biscote de Bruxelles. Le malade suça bientôt des viandes blanches rôties , et en avala quelques bouchées. Au douzième jour de ce nouveau régime, il digérait une aile de poulet, ou une cotelette de mouton, arrosée avec du vin de Bordeaux étendu de beaucoup d'eau. L'appétit devint si vif, qu'il avait besoin de toute sa raison pour ne pas manger davantage. Il est vrai que les digestitions n'étaient pas toujours faciles: quelquefois elles lui causaient des malaises et des sensations particulières, dont il cherchait à me donner une idée, en disant que ses alimens descendaient par *saccades* ; mais, encouragé par le rétablissement des évacuations alvines, le retour du sommeil, des forces et de l'embonpoint, il continua à prendre avec modération une nourriture tonique, et au bout de six semaines sa santé se trouva assez bien rétablie, pour qu'il ait pu reprendre ses travaux accoutumés. Aujourd'hui, 12 octobre, il se porte très-bien. M. le docteur *Marc* a vu ce malade, et peut attester la vérité du fait.

Chose remarquable ! l'erreur que nous cherchons à détruire, et qui consiste à regarder les névroses de l'estomac comme des phlegmasies, fait surtout des victimes parmi ceux qui adoptent la doctrine physiologique sans discernement. Une pareille singularité a déjà eu lieu dans le temps où l'illustre *Corvisart* répandait une si vive lumière sur le diagnostic des maladies du principal organe de la circulation : la plupart de ses auditeurs croyaient avoir un anévrisme du cœur; ils se tâtaient le pouls, appliquaient la main sur leur région cordiale, et, s'ils s'apercevaient de quelque mouvement désordonné, que la frayeur leur donnait souvent, ils se regardaient comme perdus.

On m'a assuré qu'à l'époque où le célèbre professeur *Baumes* faisait des leçons sur la phthisie pulmonaire, beaucoup d'étudians de Montpellier s'imaginaient aussi être affectés de cette maladie. Aujourd'hui, les élèves et les médecins de la nouvelle école ne craignent que la gastro-entérite chronique: dès qu'ils ressentent quelque douleur du côté de l'estomac, ou seulement quelque trouble de la digestion, ils examinent leur langue devant une glace ou se la montrent réciproquement, et, pour peu qu'ils la trouvent ou qu'ils croient la trouver rouge sur les bords et à la pointe, ils se déclarent atteints d'une inflammation de la muqueuse gastro-intestinale. Cette fausse idée les conduit à l'application des sangsues, à l'eau de gomme, au lait et à la privation des alimens nécessaires à l'entretien de la santé. Au bout d'un certain temps, ils veulent reprendre l'usage de la viande et du vin; mais leur estomac, dont la susceptibilité s'est accrue par la soustraction du sang, les boissons mucilagineuses, le régime atonique et sévère qu'ils se sont imposé, est extrêmement incommodé de cette nourriture succulente; car il en est de cet organe comme des yeux qui, après avoir été soustraits à l'action de la lumière, ne peuvent plus souffrir le grand jour; privé quelque temps de ses stimulans habituels, l'estomac ne peut plus supporter leur contact. Persuadés alors que la gastro-entérite n'est point enlevée, les malades insistent sur l'emploi des antiphlogistiques. Cependant leur imagination continue d'agir sur le système gastrique, déjà trop sensible; celui-ci réagit sur le cerveau, et cette influence réciproque du moral sur le physique et du physique sur le moral augmente l'intensité de la maladie. Il serait encore facile de la guérir par la sécurité de l'esprit et un régime convenable, auquel le principal organe de la digestion s'accoutume peu à peu ; tandis que les médecins physiologistes, la regardant toujours comme une inflammation de la muqueuse digestive, ne font que prolonger son existence par la continuation des débilitans.

Telle est l'histoire de la maladie dont beaucoup d'élèves et de médecins sont attaqués de nos jours. C'est une véritable gastro-entéralgie hypocondriaque, née de la crainte qu'ils ont d'avoir une gastro-entérite chronique, de la diète et du mauvais traitement auxquels ils se condamnent, dans l'intention d'anéantir cette phlegmasie imaginaire. Sans rappeler l'observation qui m'est personnelle, je pourrais appuyer ce que j'avance ici par une grande quantité de faits venus à ma connaissance ; mais je me bornerai à en rapporter trois : le premier prouve que les meilleurs esprits ne peuvent se garantir de la faiblesse que nous signalons.

VIIe Observation.

Il y a plusieurs mois, j'ai eu l'occasion de rencontrer un professeur distingué, qui publie un excellent ouvrage, par livraisons successives, dont plusieurs ont déjà paru. Après l'avoir félicité sur le succès mérité de son entreprise, je l'ai engagé à accélérer la publication des autres. Mon intention, m'a-t-il dit, est bien de continuer ; tous les matériaux sont préparés ; mais c'est un travail fort abstrait ; il me fatigue beaucoup, et aussitôt que j'ai rédigé une livraison, *je suis affecté d'une gastrite chronique*, qui me force à suspendre ce travail. Ayant de bonnes raisons pour me méfier de la fréquence de cette gastrite chez les médecins (parce qu'ils ne se livrent pas ordinairement aux excès qui la produisent), je l'ai prié de me dire quels symptômes il éprouvait, et, d'après ses réponses, il m'a été facile de voir que ce n'était qu'une simple gastralgie, causée sans doute par de vives contentions d'esprit, mais évidemment entretenue par la fausse idée qu'il se faisait de la maladie, non moins que par le régime antiphlogistique auquel il s'assujettissait. Je désire avoir réussi à désabuser cet auteur, d'abord par l'intérêt que je prends à sa santé, et ensuite afin que ses craintes chimériques ne nous privent pas davantage des dernières livraisons de l'un des meilleurs livres de médecine qui aient été publiés depuis long-temps.

VIIIe Observation.

M. N..., âgé d'environ quarante ans, d'une constitution nerveuse, médecin dans une ville de province, était très-sujet à des douleurs d'estomac, qui cédaient ordinairement à l'emploi de la rhubarbe. Une fois, étant prisonnier de guerre en Hongrie, il s'en débarrassa par des applications de glace sur la région épigastrique. La doctrine physiologique parut, et M. N... en adopta les principes. Au mois de septembre 1824, ce médecin fut pris d'une nouvelle gastralgie : oubliant alors les moyens qui lui réussissaient auparavant, il se fit appliquer des sangsues à l'épigastre, prit des boissons mucilagineuses, et se condamna à un régime sévère. Il en résulta d'abord un mieux très-prononcé ; on pouvait même croire à la guérison ; mais peu de temps après, M. N... ayant été exposé une journée tout entière à la pluie et à l'humidité, la maladie reprit de l'intensité et fit de nouveaux progrès. Deux confrères crurent, comme le malade, à l'existence d'une gastro-entérite chronique, et conseillèrent de nouvelles sangsues : le nombre en fut porté à cent vingt, y compris celles de la première application. Du reste, on continua les mucilagineux, et les alimens atoniques, dont on diminua encore la quantité. Loin de s'améliorer, la névrose gastrique s'aggrava de plus en plus.

En janvier 1825, M. N... fut appelé à Paris pour des affaires particulières, et s'empressa de consulter un médecin physiologiste. En confirmant le diagnostic erroné, ce médecin ne jugea pourtant pas à propos de revenir aux sangsues ; mais il insista sur l'usage du lait et des autres moyens employés jusqu'à ce moment. Le malade ayant fait observer que le lait n'était pas bien supporté, on décida que l'alimentation consisterait en quatre petits potages, faits avec de l'eau, des fécules, un peu de beurre et un grain de sel : c'est tout au plus si l'on permettait quelquefois, pour changer, de la semoulle dans du bouillon de poulet. Des bains froids complétèrent la prescription : c'était un bon moyen ; mais ils ne pouvaient contrebalancer les mauvais effets du régime. Aussi la maladie est-elle devenue plus intense ; la sensibilité de l'estomac s'exalta au point que les potages en question excitaient de vives douleurs, des nausées et des malaises insupportables : la langue rougit ; il y avait beaucoup de flatuosités et une constipation invincible. Le moral s'affecta vivement ; les forces et l'embonpoint diminuaient à vue d'œil. Pour remédier à cet état, on réduisit les potages à quatre ou cinq cuillerées chaque.

Cependant, M. N... mourait de faim ; il ne pouvait passer devant la cuisine d'un restaurateur, ou la boutique d'un pâtissier, sans dévorer des yeux tout ce qu'il voyait. Désespéré de sa situation, et fortement sollicité par un médecin de ses amis, qui gémissait depuis long-temps de le voir insister avec tant d'opiniâtreté sur le régime antiphlogistique, il se hasarda enfin, vers le mois de juillet ou d'août, de prendre des bouillons gras et une petite quantité de poulet ; mais, à l'exemple de *Réveillon*, il avait une balance sur sa table, et n'avalait rien sans l'avoir pesé. Cette nouvelle nourriture, secondée par un séjour de deux mois à la campagne, produisit une grande amélioration. La sensibilité extraordinaire de l'estomac ayant diminué, les digestions furent moins pénibles, les forces et l'embonpoint revinrent un peu, et la susceptibilité nerveuse générale se calma d'une manière évidente.

La première partie de mon Mémoire, qui venait de paraître dans la *Revue médicale* du mois de novembre, étant tombée sous les yeux de notre confrère, il a reconnu sa maladie dans celle que j'avais éprouvée, et vint me demander des avis. Son état physique n'était pas excessivement altéré, bien qu'il y eût encore une maigreur considérable; mais son imagination continuait à être très-affectée. L'idée d'avoir une gastro-entérite chronique le dominait sans cesse et absorbait toutes ses pensées ; il ne mangeait qu'en tremblant , dans la crainte d'exaspérer sa phlegmasie imaginaire. La seule indication qu'il y eût à remplir consistait à le dissuader de cette fausse idée, à lui faire sentir que cette crainte était chimérique, et à insister vivement pour qu'il prît une suffisante quantité d'alimens toniques. Ce conseil ayant été suivi, le mieux marcha ensuite rapidement. Au bout de deux mois, la guérison était à peu près parfaite, et à la fin d'avril M. N. partit en assez bonne santé pour retourner en province. Il a cependant éprouvé de nouvelles douleurs d'estomac un mois après son départ, mais elles ont cédé facilement au sirop de diacode. Depuis cette rechute, qui paraît avoir été occasionnée par l'usage d'une eau de mauvaise qualité, il digère très-bien, pourvu qu'il

ne prenne que des substances convenables, et son
rétablissement serait complet, s'il ne lui restait
pas encore une légère teinte d'hypocondrie.

IXᵉ Observation.

M. P., âgé de vingt-six ans, d'un tempérament
nerveux et sanguin, exposé dès son enfance à des
tourmens domestiques continuels, et s'étant livré
avec ardeur, dans un âge plus avancé, au travail
du cabinet, qu'il prolongeait quelquefois fort
avant dans la nuit, éprouva, depuis sa sixième à
sa dixième année, des migraines fréquentes; à
quinze ans, des douleurs vésicales qui ont été attribuées à la présence d'un calcul, et de seize à dix-
neuf ans, des esquinancies souvent répétées. De
plus, il a toujours eu l'estomac *capricieux*, et il
était sujet, durant les dix dernières années, à des
insomnies et à des anxiétés qui l'obligeaient constamment à changer de place. Néanmoins, il ne digérait pas mal jusqu'à l'origine de sa dernière maladie, qui a eu lieu pendant l'automne de 1823,
après un voyage dans le midi de la France. C'est alors
que ses fonctions digestives se sont troublées progres-
sivement : d'abord diminution de l'appétit et langue
saburrale; puis douleurs d'estomac, accélération du
pouls, rougeur des pommettes et serremens à la
gorge. Ces derniers phénomènes ne se manifestaient
que dans le temps de la digestion. Le vin et le café,
ensuite les viandes brunes, et plus tard les viandes

blanches, ont été supprimés, et, finalement, le malade fut réduit à ne prendre que des potages. Malgré cette réforme considérable dans la nourriture, et un demi-grain d'opium sans narcotine pris avant les repas, M. P., qui avait peu d'appétit, éprouvait de faux besoins et de violentes douleurs épigastriques, deux heures après l'ingestion des alimens ; constipation des plus opiniâtre. Cette augmentation successive de la maladie dura plus de huit mois.

A la fin d'avril 1824, évacuations fréquentes, par l'anus, de mucosités fortement sanguinolentes sans matières fécales et sans tenesme ; douleur vive du ventre, augmentée par la pression; rapports nidoreux, nausées; sentiment de strangulation continuel, langue blanche et très-épanouie; pouls accéléré, sec, brusque et concentré. Diète absolue, eau de riz bue en grande quantité, plusieurs applications de sangsues au fondement et sur l'abdomen, lesquelles ont considérablement exaspéré les douleurs; cataplasmes émolliens, lavemens, demi-bains prolongés, un grain d'opium par jour. A l'aide de ces derniers moyens, les accidens se calmèrent au bout de trois semaines ; les évacuations furent remplacées par une constipation invincible, et la faim devint impérieuse. On permit des crêmes de riz. L'amélioration continua, sans que le rétablisssement se soit accompli ; car, après les repas, qui se composaient de lait, de potages au gras ou au maigre, et de quelques légumes, comme les épinards, il y avait du malaise à l'épigastre, un serrement à la gorge, le pouls était nerveux et les pommettes se coloraient. Pendant cette rémission, on employa les bains simples et sulfureux, pris alternativement, et l'on fit usage à l'intérieur, des eaux de Bonnes. Les bains d'eau sulfureuse irritèrent prodigieusement la peau, et c'est sous leur influence que la première rechute s'est développée.

Au milieu de juillet, tous les accidens, qui n'étaient que diminués, redoublèrent ; malaise et douleur épigastrique, surtout après avoir mangé; accélération du pouls, impossibilité de supporter les alimens, rapports nidoreux et fétides, constipation continuelle. Abstinence et même boisson. Les sangsues à l'épigastre et deux saignées du bras ont encore augmenté les symptômes d'une manière étonnante; mais ils se sont calmés par les demi-bains. L'affection fut alors jugée plus nerveuse qu'inflammatoire, et, dans cette idée, on appliqua deux larges vésicatoires aux cuisses. Nouvelle exaspération de la maladie; pendant huit jours, qu'ils causèrent une douleur excessive, la fièvre, la douleur épigastrique, etc., furent beaucoup plus intenses qu'auparavant. On les supprima pour en mettre un au bras, qui produisit les mêmes effets. Continuation de l'opium et usage des bains, qui parvinrent de nouveau à adoucir les souffrances; la pression exercée au moyen d'une serviette autour du ventre, soulageait aussi. Après un mois de durée de ces accidens, on consentit à laisser prendre quelques potages au maigre, du lait et des pêches.

Envoyé à la campagne vers la fin d'août, M. P. fut bientôt obligé de réduire à un seul les potages dont il se nourrissait, et plus tard le malaise, quelquefois même la douleur qu'il occasionnait, détermina à le supprimer, pour le reprendre quelque temps après. Le lait constituait alors la principale nourriture; le malade en prenait deux pintes et demie dans les vingt-quatre heures. Trois mois se sont écoulés de cette manière, vivant tantôt de lait et de potages, tantôt de lait seul, mais mangeant toujours des pêches et du chasselas. Pendant ce temps, la langue était blanche et épanouie, et l'isthme du gosier un peu rouge; il existait constamment du malaise : la faim était remplacée par une sensation incommode, que le potage faisait cesser; mais une ou deux heures après son ingesgestion, l'accélération du pouls, la rougeur des pommettes et la douleur d'estomac manquaient rarement de se renouveler. Les selles, qu'on était forcé de provoquer par des lavemens, contenaient des mucosités, et quelquefois du sang, ce qui n'arrivait cependant que quand la constipation avait été extrême. On a fait, durant ces trois mois, plusieurs applications de sangsues, et toujours avec augmentation des symptômes.

La première quinzaine de décembre fut mauvaise, et au milieu de ce mois tous les symptômes reparurent avec une vigueur effrayante; il se manifesta même de nouveaux accidens : douleur atroce à l'épigastre et autour de l'ombilic, n'augmentant point par le toucher, mais s'exaspérant par la plus petite quantité de boisson; tous les quatre à cinq jours, céphalalgie horrible, commençant vers le milieu de la journée, se prolongeant jusqu'à minuit, et ne pouvant être calmée que par des applications d'éther sur le front; fièvre continuelle, sueurs nocturnes, œdème des extrémités inférieures. On ouvrit la veine du pied, et, pour la première fois, une évacuation sanguine soulagea : bains tièdes de huit heures de durée; eau d'orge coupée avec un quart de lait sans sucre, parce qu'il causait de la douleur et des aigreurs. On supprima l'opium pour lui substituer l'extrait de jusquiame, qui fut discontinué trois mois après. L'acide prussique et le sirop de nymphéa furent tentés inutilement. Néanmoins, les souffrances épigastriques diminuèrent peu à peu d'intensité; la céphalalgie ne se renouvela plus aussi souvent, quoiqu'elle conservât les mêmes caractères; la fièvre cessa d'être continue, les sueurs nocturnes se sont dissipées, et l'œdématie diminuait. La faim, qui jusqu'alors avait été très-modérée, devint excessivement vive; plus tard, elle augmentait avec les accidens; quand le mieux existait, elle était moindre, ou même nulle. Les raisins et les oranges n'étant plus supportés, le malade ne prit que de la pulpe de pommes. Ce traitement a duré quatre mois, pendant lesquels les symptômes s'exaspéraient de temps en temps. Le phénomène qui revint le plus souvent, c'était la rougeur de la gorge ; elle se manifesta à peu près toutes les semaines, et chaque fois on revenait à la saignée du pied.

Malgré les souffrances que M. P. venait d'éprouver, le régime plus que sévère qu'il avait subi, et les trop nombreuses saignées qu'on lui avait faites, ses forces étaient bonnes et l'amaigrissement modéré. Le 3 mars 1825, il commença à sortir en voiture. A la fin d'avril, on diminua la durée et la fréquence des bains. Un peu de lait de chèvre pur était supporté, et cependant le lait coupé a été continué comme boisson et principal aliment. L'été se passa dans des alternatives de bien et de mal, quittant et reprenant les bains, usant de la saignée de temps en temps, et mangeant des fruits de la saison. Quelques potages furent essayés ; ils soulagaient dès leur ingestion, mais ils ne tardaient pas à développer des douleurs et à charger la langue. S'apercevant enfin que les substances relâchantes ne réussissaient plus, on se permit, en septembre, des pieds de mouton, des riz de veau, du poulet, quelques légumes et du pain : ces alimens furent bien digérés, et l'hiver s'écoula ainsi, avec des variations de mieux et de pire. Au mois de mars 1826, on conseilla le vin de Bordeaux; le malade en consomma à peine quatre cuillerées en une semaine; mais soit par cette cause ou l'influence du printemps, les accidens reparurent; la fièvre, les douleurs, l'état saburral de la langue, et la constipation, qui, sans cesser entièrement, avait été moins opiniâtre, se manifestèrent de nouveau. On pratiqua encore plusieurs saignées; l'usage des bains a été recommencé, et l'alimentation se composait de lait seul. L'exercice du cheval, ajouté à ces moyens, fut avantageux.

Au mois de mai, le malade a repris quelques légumes, tels qu'épinards, laitue, etc., *sans pain.* En juillet, il a osé reprendre les viandes blanches, et le pain en août. Mais la digestion de ces alimens se faisait rarement sans peine; presque toujours, après les repas, il survenait un sentiment de distension de l'estomac, puis de la difficulté de respirer, de l'accélération du pouls, de la chaleur à la peau. Quoique ces symptômes devinssent quelquefois fort intenses, on se bornait alors à diminuer la quantité des alimens ou à les supprimer. Une fois, cependant, à la suite de quelques accidens qui eurent lieu au mois de juin, on fit une application de sangsues à l'anus, mais elle fut inutile comme soulagement, et nuisit beaucoup en augmentant les phénomènes nerveux, et en affaiblissant considérablement le malade. A cette époque, on tenta les bains frais à 21 degrés; on les prenait de six à sept heures consécutives : ils calmaient les douleurs et l'agitation, et diminuaient l'état, fort incommode, de chaleur à la peau.

Cette narration intéressante, qui m'a été communiquée par le malade lui-même, se termine en octobre dernier, et voici quelle était alors sa situation : il se nourrissait de lait, de pain de gruau, de biscote, de poulet, de pieds de mouton, d'épinards, de chicorée, de haricots verts, et d'eau pour boisson, le vin de Bordeaux ayant été essayé de nouveau sans succès. Ces substances alimentaires causaient encore des gonflemens épigastriques, de l'oppression, de la chaleur cutanée, etc., et il existait presque constamment du malaise à l'épigastre et autour de l'ombilic, quelquefois même de la douleur. Cependant les forces n'étaient pas mauvaises et l'embonpoint était passable; la peau, qui a été jaunâtre pendant quelque temps, présentait sa couleur naturelle; le sommeil était toujours agité et très-léger; le ventre plus libre, bien qu'il restât de la tendance à la constipation.

M. P. finit enfin par trois remarques importantes : 1° les bains tièdes, qui réussissaient auparavant, occasionnent maintenant un malaise et une anxiété considérable; 2° l'estomac est devenu si capricieux, que les substances qui passent bien pendant un certain temps, ne sont plus supportées quelques jours après; 3° depuis trois mois, une simple diminution dans la quantité des alimens fait disparaître, en peu de jours, les redoublemens de symptômes, pour lesquels les évacuations sanguines, les bains et la diète, étaient autrefois mis en usage ; ce qui prouve, soit dit en passant, que ces moyens ont souvent été employés mal à propos.

Réflexions. Si jamais un fait a donné matière à des réflexions, c'est assurément celui que je viens d'exposer. J'en ferai peu néanmoins, précisément parce qu'il y en a trop à faire. Chaque praticien l'interprétera à sa manière, selon la théorie qu'il a embrassée. Les partisans de la nouvelle école ne verront là qu'une gastro-entérite chronique des plus manifestes ; tandis que d'autres médecins pourront n'y voir qu'une névrose. M. P. croit que sa maladie a été plus inflammatoire que nerveuse, et moi, je suis d'une opinion opposée. Je ne dis pas qu'il n'a point existé d'inflammation pendant cette longue maladie ; mais, à mon avis, une simple irritation nerveuse du canal digestif, devenue très-violente par momens, en a toujours constitué la base fondamentale, et la phlegmasie n'a été qu'un phénomène consécutif, une suite de l'état nerveux. Je pense donc que notre confrère a eu une gastro-entéralgie hypocondriaque, qui s'est compliquée d'une assez forte entérite à la première exaspération, et peut-être d'un léger degré de gastrite dans quelques-unes des exaspérations suivantes. Je pense encore qu'on a abusé des antiphlogistiques, notamment des saignées, et que cet abus n'a pas peu contribué à enraciner l'affection nerveuse, à entretenir cette vive sensibilité gastrique, qui fait que la présence des alimens est si incommode. Je pense enfin que le malade se rétablira complétement en accoutumant peu à peu son estomac à une nourriture plus tonique, en faisant beaucoup moins d'attention à cet organe, et en tranquillisant son moral, dont l'affection se décèle par des remarques minutieuses, des craintes puériles et des inquiétudes chimériques au moindre malaise qu'il éprouve.

Rien ne fait mieux ressortir les inconvéniens d'une méthode curative, que les avantages obtenus par une méthode opposée. C'est pourquoi, après avoir rapporté des faits qui démontrent les mauvais résultats des antiphlogistiques dans le traitement des maladies nerveuses de l'estomac, il ne sera peut-être pas inutile d'exposer d'autres exemples de gastralgie dans lesquels la médication tonique a eu de grands succès. On en trouve dans beaucoup d'auteurs ; mais je les choisirai de préférence dans le troisième volume du recueil d'observations de *Schmidtmann* (1), imprimé à Berlin, en 1826, et dont le neuvième chapitre est une

---

(1) *Summa Observationum medicarum ex Praxi clinicâ trigenta annorum depromtarum.*

excellente dissertation sur la cardialgie (1). Comme cet ouvrage est peu répandu en France, on ne me saura pas mauvais gré d'en extraire quelques histoires particulières, et de faire connaître, chaque fois que l'occasion s'en présentera, ce que l'auteur pense de cette affection. Un autre motif me déterminera à m'appuyer souvent de son autorité; c'est que sa doctrine sur les névroses gastriques est entièrement conforme à celle que je m'en suis faite, et que je n'ai pu me défendre d'une vive satisfaction en voyant que mon opinion était confirmée par l'expérience de l'un des plus célèbres praticiens de l'Allemagne. Son suffrage a d'autant plus de poids que, la cardialgie étant presque endémique dans la contrée où il exerce la médecine, il a eu de nombreuses occasions de l'étudier sous toutes ses formes, de se faire une juste idée de sa nature, et de la traiter convenablement.

Xe Observation.

La fille d'un riche paysan, âgée de seize ans, robuste et bien constituée, mais chez laquelle le flux menstruel n'était pas encore établi, quoique son extérieur présentât toutes les apparences de la nubilité, était affectée, depuis un an, de fortes douleurs épigastriques, qui avaient cela de parti-

----

(1) On sait que ce mot est synonyme de gastralgie; je m'en sers ici parce que Schmidtmann l'a employé.

culier, qu'elles s'exaspéraient pendant plusieurs jours de chaque mois. Elle se plaignait, en outre, d'une fréquente céphalalgie et d'amertume de la bouche, plus prononcée le matin que dans le reste de la journée; l'appétit était médiocre, la langue un peu chargée, le ventre gonflé et tendu; les souffrances de l'estomac devenaient plus vives après les repas : les évacuations alvines étaient régulières.

Telle était la situation de la malade au 15 septembre 1790, lorsque ses parens prièrent Schmidtmann de lui donner des soins. Il ordonna des pédiluves tièdes, des fumigations dirigées vers les parties génitales, et une mixture faite avec le tartrate de potasse et de fer, le fiel de bœuf, l'extrait aqueux de myrrhe, l'eau de menthe poivrée et le sirop d'écorces d'oranges.

Le 21, la céphalalgie et l'amertume de la bouche avaient disparu; les douleurs d'estomac et l'intumescence de l'abdomen étaient diminuées. Même traitement. Le 28, la cardialgie n'existait plus; mais la malade avait encore des borborygmes et des coliques flatulentes. Continuation des mêmes moyens. Le 16 octobre, l'évacuation menstruelle parut pour la première fois, et de ce moment la santé a été parfaitement rétablie. On conseilla néanmoins d'user, pendant quelque temps, de l'élixir viscéral d'Hoffmann avec le vin martial. Autant que le médecin a pu s'en assurer, cette jeune personne n'a éprouvé aucune rechute

XIe Observation.

La femme d'un marchand, âgée de vingt-deux ans, en proie à de longs et profonds chagrins, se portait mal depuis plusieurs années; indépendamment du *tænia*, qui fut expulsé par de forts purgatifs, elle avait des digestions pénibles, de la cardialgie, quelques vomissemens, des coliques flatulentes et de la constipation : le flux menstruel, d'abord irrégulier, copieux et douloureux, se supprima presque entièrement après l'usage d'une boisson froide, et fut remplacé par des flueurs blanches. Dès-lors le trouble des fonctions digestives s'accrut par degrés : dans l'état de vacuité de l'estomac, douleur à peu près continuelle de cet organe et des intestins, s'exaspérant beaucoup par l'ingestion des alimens et des boissons, notamment après avoir pris du vin ou du café, mais se calmant ensuite par le vomissement d'une grande partie de la nourriture; spasmes douloureux du dos et de la poitrine, céphalalgie, toux sèche. Cependant, appétit excellent, porté même quelquefois jusqu'à la faim canine; éructations amères le matin, langue recouverte d'un mucus blanc et jaunâtre, soif et légère fièvre dans la soirée. Du reste, la physionomie était bonne, et rien, à l'extérieur du corps, n'annonçait un état de maladie, si ce n'est que cette dame était très-irritable, et que la moindre émotion la faisait trembler.

Cette situation de la malade ne l'empêcha pas de se marier, car il n'y avait que huit jours qu'elle avait contracté l'hyménée, quand Schmidtmann fut appelé pour lui donner des soins, le 10 mai 1790. Après un examen attentif, il conseilla l'oubli de toutes les affections de l'âme, une nourriture douce et de facile digestion, beaucoup d'exercice, des frictions sur le ventre, du petit lait préparé avec le suc de citron, et des pilules composées de racine de valériane, d'assa-fœtida, d'extrait de ménianthe et d'absinthe, et d'un peu d'aloës. Au bout d'un mois de l'usage de ces pilules, tous les symptômes étaient dissipés. Néanmoins, pour consolider le rétablissement, on a encore prescrit un élixir amer, dont l'effet a été une guérison si complète, qu'il n'est survenu aucune récidive pendant un grand nombre d'années que la personne dont il s'agit est restée sous les yeux de Schmidtmann. Ce médecin croit que le mariage a contribué à la rétablir, et il est difficile de ne pas être de son avis, quand on connaît l'empire que les fortes commotions exercent sur les maladies nerveuses.

XIIe Observation.

Une fille de vingt-deux ans, ayant une inclination que ses parens regardaient comme la cause de sa maladie, fut atteinte d'une fièvre bilieuse, qui s'est terminée après l'emploi de deux émétiques et d'autant de cathartiques. Néanmoins, il lui resta une céphalalgie incommode et de violentes douleurs d'estomac, pour lesquelles on fit une saignée ; mais au lieu d'apporter du soulagement, cette évacuation sanguine augmenta considérablement les souffrances : c'est pourquoi Schmidtmann a été appelé le 27 mars 1789.

Forte et robuste auparavant, cette fille était alors très-faible, et avait de fréquentes dispositions à tomber en lypothymie ; elle se plaignait d'une céphalalgie rémittente, de vertiges, d'une douleur assez vive et presque continuelle à la région épigastrique, augmentant d'intensité par l'ingestion d'une très-petite quantité de nourriture ; il y avait beaucoup de flatuosités, l'appétit était médiocre, la langue nette et le goût nullement altéré ; les menstrues et les évacuations alvines étaient aussi dans l'état naturel : pouls débile, tristesse et tendance à pleurer. Le médecin ordonna des alimens légers, faciles à digérer, et une décoction de quinquina et de racine de valériane, avec addition d'extrait de quassia, de liqueur anodyne d'Hoffmann et de sirop d'écorces d'oranges.

Au 1ᵉʳ avril, les vertiges et les propensions aux défaillances n'existaient plus, et la douleur d'estomac était moins forte ; mais la malade éprouvait de grandes anxiétés et des sueurs nocturnes. On continua la même décoction, dans laquelle la liqueur d'Hoffmann fut remplacée par l'elixir acide d'Haller.

Le 9, il y avait encore de la céphalalgie; quant à la douleur d'estomac, elle était presque entièrement dissipée : appétit violent, la langue et le goût naturels; mais un mucus abondant tapissait la gorge : en outre, la malade ressentait des picotemens dans les hypocondres, et une espèce de torpeur dans les membres, qui la forçait de rester au lit. Schmidtmann prescrivit des pilules de valériane, d'assa-fœtida, de fiel de bœuf, d'extrait de petite centaurée et d'absinthe, au moyen desquelles tous les symptômes ont disparu. A la fin de mai, cette fille jouissait d'une parfaite santé.

XIIIe Observation.

Un horloger, âgé de trente-six ans, d'une constitution délicate, né d'un père et d'une mère qui furent souvent affectés de cardialgie, en avait déjà eu plusieurs attaques lui-même, lorsque cette affection le saisit de nouveau pendant le printemps de l'année 1818. D'après le conseil de quelques amis, il alla prendre les eaux minérales de Pyrmont, espérant qu'elles le guériraient; mais il a été cruellement trompé dans son attente, car l'usage de ces eaux exaspéra tellement sa maladie, qu'il s'est vu dans la nécessité de les quitter au bout de huit jours.

De retour chez lui, il s'empressa de consulter

Schmidtmann : c'était le 6 juillet. La douleur d'estomac était atroce ; chose rare, elle s'exaspérait par le toucher, interceptait la respiration, et obligeait le malade à se tenir continuellement courbé en avant, même pour marcher : pâleur de la face et froid glacial des extrémités, angoisses inexprimables, pouls petit, dur et concentré, urines aqueuses, langue pure, saveur naturelle, appétit nul, constipation invincible. Des alimens légers et adoucissans furent conseillés ; pour médicamens, on prescrivit une potion composée d'extrait de racine de belladonne, d'eau distillée de menthe poivrée et de laurier-cerise.

Le 8, trois cuillerées de cette potion avaient fait disparaître la douleur épigastrique, ainsi que les spasmes qui l'accompagnaient : l'appétit était revenu ; mais les repas déterminaient des rapports nidoreux. A la première ordonnance, on substitua une autre potion faite avec l'eau de menthe poivrée, l'extrait de gentiane et l'huile essentielle d'écorces d'oranges. Le 12, point de mal d'estomac, faim excessive ; les éructations fétides n'avaient plus lieu, et les digestions se faisaient bien. Même prescription. Le 18, légère oppression momentanée à la région épigastrique, faiblesse considérable. Elixir amer avec le vin martial de Boerhaave et l'eau de laurier-cerise.

Le 9 août, tous les symptômes étaient dissipés, à l'exception d'un goût désagréable, qui revenait encore de temps en temps. On continua l'élixir amer, et la guérison a été si parfaite, qu'il n'est survenu aucune rechute pendant les trois premières années qui l'ont suivie. Ayant ensuite perdu de vue cet horloger, Schmidtmann ignore s'il en a éprouvé plus tard ; ce qui était à craindre, attendu que sa maladie paraissait tenir à une disposition héréditaire.

XIVe Observation.

Un boucher, âgé de cinquante et quelques années, d'un tempérament bilioso-nerveux, disposé à la colère, irritable et hypocondriaque, très-sujet aux coliques, fut attaqué d'une forte cardialgie, immédiatement après avoir éprouvé un grand chagrin. Appelé à son secours le jour suivant, 5 mai 1814, Schmidtmann le trouva courbé sur le ventre et immobile dans son lit, jetant les hauts cris, à cause de la violence des douleurs qu'il ressentait à la région de l'estomac, et qui s'étendaient vers le dos et les épaules. En outre, langue chargée, bouche amère, rapports caustiques, anorexie, soif, dyspnée, borborygmes, urines jaunâtres ; yeux tristes, exanimés ; figure affaissée, tiraillée par des mouvemens convulsifs, et annonçant de vives souffrances ; tremblement général ; pouls à peine sensible, serré, dur et concentré ; froid glacial des pieds et des mains ; augmentation des douleurs épigastriques par le plus léger mouvement du corps.

Ces symptômes annonçaient une cardialgie compliquée d'embarras gastrique. En conséquence le médecin ordonna de la limonade et la poudre aérophore (1), mélangée avec la rhubarbe, la valériane et la noix vomique. Cette poudre devait être prise à doses suffisantes pour exciter des évacuations alvines.

Le 6, plusieurs selles de matières acres, et corrodant l'orifice inférieur du rectum, ont produit un grand soulagement. Le 7, légères évacuations; cardialgie beaucoup moins violente, langue nette, saveur naturelle, retour de l'appétit; toux sèche. Décoction de lichen d'Islande, de chardon-bénit et de racine de valériane, avec addition d'extrait de noix vomique, d'eau de laurier-cerise et d'esprit de nitre dulcifié.

Le 11 mai, de tous les phénomènes qui avaient existé vers la région de l'estomac, il ne restait qu'un peu de malaise et une palpitation fort incommode. Avidité pour les alimens; toux modérée,

---

(1) Voici la composition de cette poudre, très-usitée en Allemagne :

R. carbonate de soude, une partie;

Acide tartarique, une partie et demie;

Sucre blanc, une partie.

Faites dessécher à une douce chaleur; mêlez et conservez dans un vase fermé.

avec des crachats muqueux. On continua l'usage de la décoction ci-dessus. Le 15, le malaise de l'épigastre avait disparu ; mais les battemens de cette partie se renouvelaient encore par intervalle, et le malade était très-faible. Vin généreux pris avec modération , élixir et extraits amers.

Le 23, la palpitation épigastrique était dissipée, et la guérison aurait été complète, s'il ne fût pas resté une grande prostration des forces. Vin médicinal, dans lequel on fit entrer la limaille de fer, le quinquina, les écorces d'oranges, la valériane et la gentiane. Le 10 juin, il ne restait aucune trace de la maladie.

XVe Observation.

La femme d'un capitaine prussien, âgée de trente-six ans, sujette, depuis un grand nombre d'années, à plusieurs affections nerveuses, parmi lesquelles la cardialgie était la plus fréquente, paraissait débarrassée de ces affections, lorsqu'il lui est survenu un violent prurit à la peau, et une hémorrhagie vaginale, qui n'avait lieu cependant que par les efforts pour aller à la garde-robe, et qui ne dérangea point le flux menstruel. Consulté le 6 janvier 1799, Schmidtmann prescrivit, pour rémédier à la démangeaison cutanée, une mixture composée d'extrait de douce-amère, de fumeterre et de ménianthe, et du vin antimonial d'Huxham.

A l'hémorrhagie des parties de la génération,

qu'il attribuait à quelques varices du vagin, il opposa des injections avec l'eau de roses, la gomme kino et le sucre de saturne.

Le 13, les menstrues, qui étaient venues à l'époque accoutumée, n'avaient coulé que deux jours, tandis qu'auparavant elles se prolongeaient une semaine, et l'hémorrhagie vaginale avait entièrement cessé. Mais aussitôt après sa disparition, il s'était déclaré une violente cardialgie, pour laquelle le médecin ordonna la poudre aérophore mêlée avec celle de valériane et le magister de bismuth. Du reste on continua la mixture déjà prescrite.

Le 20, pas de cardialgie, mais douleurs atroces du dos et de tous les membres. D'après ces phénomènes, Schmidtmann pensa que la maladie dépendait d'un vice goutteux, qui s'était montré sous différentes formes, et prescrivit la décoction de quassia avec la liqueur arthritique d'Eller, le camphre, l'extrait d'aconit, le vin antimonial d'Huxham et un emplâtre de cérat sur le dos.

Le 28, douleurs déchirantes des muscles et des articulations du bras gauche : celles des autres parties avaient disparu ; mais l'hémorrhagie vaginale s'était renouvelée et s'accompagnait d'un tenesme fort incommode. A la dernière prescription, on ajouta des pilules de résine de gayac, d'antimoine cru, de fleurs de soufre, de savon de Venise et d'extrait de gentiane, à prendre matin et soir.

Le 15 février, il n'y avait plus de douleurs, si ce n'est une céphalalgie frontale, qui avait succédé aux autres souffrances, et qui se renouvelait assez souvent. Continuation des mêmes remèdes. Le 20 avril, l'hémorrhagie vaginale était arrêtée, et la malade ne se plaignait que d'un spasme de la vessie. Des pilules d'extrait de gentiane, de petite centaurée, de valériane et de limaille de fer, ayant encore été ordonnées, elles ne tardèrent pas à produire une guérison complète.

Réflexions. Il serait superflu, je crois, de traduire un plus grand nombre d'observations ; ceux qui en désireraient davantage pourront consulter, avec fruit, le recueil où je les ai puisées : on y trouve d'autres exemples de cardialgie, simple ou compliquée, idiopathique ou symptomatique, dans lesquels l'usage des toniques, modifié selon les circonstances, a également eu un plein succès. Ce n'est pas que je propose le traitement suivi par Schmidtmann comme un modèle à imiter ; il serait trop actif dans notre climat : les Français sont, en général, d'une constitution trop irritable, pour qu'ils puissent supporter impunément des substances médicinales aussi excitantes. D'ailleurs les formules en sont trop compliquées, et c'est avec raison que nos grands médecins ont abandonné cette dégoûtante polypharmacie : des prescriptions plus simples, mais composées de médicamens choisis, produisent de meilleurs effets. Cette méthode curative ne convient qu'aux tempéramens mous et apathiques de la plupart des habitans de l'Allemagne ; encore peut-on supposer qu'elle y détermine quelquefois des accidens graves, puisque Schmidtmann a observé que la cardialgie des personnes confiées à ses soins, se changeait souvent en gastrite ou en lésion organique de l'estomac ; ce qu'il est permis d'attribuer, au moins dans plusieurs cas, aux médicamens énergiques qu'il emploie. Il est vrai que cet observateur, du reste si judicieux, admet trop légèrement l'existence des altérations de tissu ; car il est impossible de croire qu'un véritable squirrhe de l'estomac ait été guéri dans l'espace d'un mois à six semaines, comme il en cite des exemples : c'était évidemment une simple névrose qu'il a prise pour une lésion organique ; d'où l'on est en droit de soupçonner que les squirrhes provoqués, chez ses malades, par la cardialgie, sont moins fréquens qu'il ne le pense. Quoi qu'il en soit, les toniques doux, administrés en temps opportun et avec prudence, loin de produire cette métamorphose, conduisent presque toujours à la guérison. Ainsi, les reproches que l'on peut adresser au traitement tonique ne doivent s'appliquer qu'aux abus qu'on en fait, et il n'en reste pas moins prouvé par les observations que nous venons d'exposer, d'après le praticien de *Melle*, et par mille autres semblables, que ce traitement guérit les névroses gastriques dans un court espace de temps ; tandis que le traitement antiphlogistique les aggrave et les prolonge des années entières, comme cela est démontré par les premiers faits que nous avons rapportés, et par un grand nombre de ceux que nous rapporterons encore dans le cours de notre travail.

Les prétendues gastro-entérites chroniques, qui durent, dit-on, dix ans, vingt ans et plus, ne sont autre chose que des affections nerveuses de l'estomac et des intestins, entretenues soit par la continuation de leur cause, soit par l'imagination du malade, soit par le mauvais traitement auquel on le soumet, soit enfin par le concours de plusieurs de ces circonstances. De véritables inflammations du canal digestif produiraient, tôt ou tard, quelque désorganisation de ce canal, et ne laisseraient pas vivre aussi long-temps les personnes qui en seraient affectées.

XVIe Observation.

Depuis six ans, je donne des conseils à une dame de moyen âge, pour une gastralgie hypocondriaque, survenue après de profonds chagrins domestiques. Pendant que j'étais à la campagne, cette dame a été demander des avis dans une consultation publique, d'où elle est sortie pleine d'espoir. Son bulletin, signé par deux médecins renommés, portait : *Superbe gastro-entérite chronique*, qui guérira en six semaines, moyennant douze sangsues à l'épigastre, l'usage de l'eau de gomme, du lait et des bains tièdes. Trompeuses espérances! Ce traitement a beaucoup affaibli la malade, sans calmer ses douleurs : elles subsistent encore, et subsisteront aussi long-temps que leur cause, qui ne paraît pas prête à cesser. Du reste, l'embonpoint est peu diminué, et le teint n'a presque rien perdu de sa fraîcheur naturelle.

XVIIe OBSERVATION.

On m'a envoyé de Rambouillet l'histoire, très-curieuse, d'une gastralgie hypocondriaque constitutionnelle; mais elle est trop longue pour l'insérer en totalité : je n'en donnerai que l'analyse. Il s'agit d'un homme de trente-six ans, d'une corpulence grêle et d'une constitution excessivement nerveuse, d'un caractère irritable et colérique, aimant le travail et la solitude. Délicat dès sa plus tendre enfance, cet individu n'a jamais passé une année de sa vie sans éprouver au moins trois mois de maladie, et toujours l'estomac était l'organe le plus affecté. De plus, ses fonctions digestives se sont toujours mal faites; car dans les temps même où il jouissait de la meilleure santé, il avait souvent des douleurs épigastriques et des indigestions. A l'âge de dix-huit ans, un amour malheureux, l'onanisme et des chagrins de famille, ont rendu ces douleurs permanentes, et fait développer tous les autres symptômes de la gastralgie hypocondriaque

la mieux caractérisée, tels que la constipation invincible, des rapports et des flatuosités, des chaleurs douloureuses en différentes parties du corps,
notamment dans les membres et aux articulations,
quelques mouvemens fébriles, et des spasmes continuels qui faisaient craindre au malade de mourir à chaque instant. Malgré ces phénomènes, le
sommeil a presque toujours été bon. Les mucilagineux en abondance, l'émétique et les purgatifs,
la magnésie, les stomachiques de toute espèce, les
bains froids et chauds, une saignée du bras, les
sangsues à l'épigastre, etc. , employés tour à tour
et pendant un grand nombre d'années, ne produisaient aucune amélioration, ou n'en ont produit
que de passagères. Il est même à remarquer que les
souffrances étaient moins vives lorsque le malade
s'abstenait de ces moyens médicinaux, et qu'il se
bornait au traitement hygiénique. L'alimentation
a beaucoup varié à cause des caprices bizarres de
l'estomac. C'est ainsi qu'il s'est écoulé un long espace de temps durant lequel le pain presque brûlé
et les viandes carbonisées étaient les seules alimens qui fussent digérés, tandis qu'à d'autres
époques une nourriture adoucissante réussissait
mieux. Tantôt le vin était supporté, tantôt il ne
l'était pas. Quelquefois le malade pouvait prendre, sans inconvénient, une assez grande quantité
de substances alimentaires, pendant que dans
d'autres circonstances il était obligé de les réduire

à peu de chose. Le plus souvent, néanmoins, il se trouvait mieux d'un régime modéré. Cet infortuné a passé plus de douze ans dans cette situation, se livrant à ses occupations habituelles, ou se reposant (1), selon les rémittences ou les exaspérations de sa maladie. L'opium est enfin venu à son secours. « L'usage de cette substance, dit-il, m'a procuré une nouvelle vie; sans elle, je ne pourrais plus exister : un quart de grain de ce précieux suc calme mes douleurs, chasse la tristesse et me rend la gaîté. Aussitôt qu'il est arrivé dans mon estomac, j'éprouve un sentiment de bien-être qui m'était inconnu, une douce chaleur circule dans mes veines, le sourire paraît sur mes lèvres, ma physionomie s'anime; des idées agréables pendant le jour, des rêves enchanteurs durant la nuit, et une tranquillité bienfaisante, s'emparent de moi; mes facultés intellectuelles s'exaltent tellement que nul travail d'esprit ne me paraît impossible, et qu'au besoin, je ferais des vers; en un mot, je jouis d'un bonheur indicible. A la vérité, ce bonheur est remplacé par les accidens ordinaires dès que l'empire du suc de pavot se termine; mais il revient constamment au moyen d'une nouvelle dose de ce divin jus. » La thridace, le sirop et l'acétate de morphine, le safran, calment ses douleurs,

---

(1) En 1822, il était à l'hospice Cochin, sous les yeux de M. le professeur *Bertin* et du docteur *Bouillaud.*

sans lui faire éprouver les sensations délicieuses occasionnées par l'opium brut. Aussi, tel est son enthousiasme pour ce médicament, que les jouissances qu'il en retire lui paraissent une ample compensation des maux produits par la gastralgie, et qu'il n'hésiterait point à s'expatrier, pour aller vivre en Turquie, si le suc thébaïque venait à manquer en France.

En m'adressant la relation de sa maladie, cet hypocondriaque m'avait promis l'observation d'une gastralgie qui existe chez une femme depuis trente-six ans au moins, et qui offre cette particularité, que les alimens ingérés pendant le jour ne sont pas supportés, tandis que la malade digère très-bien ceux qu'elle prend durant la nuit; ce qui l'oblige à ne faire que des repas nocturnes. Je regrette qu'il n'ait pas encore tenu sa promesse.

XVIIIᶜ Observation.

A côté de ces faits, je puis placer celui d'un *Américain*, qui est venu en France pour se guérir d'une gastralgie dont il était atteint depuis plus de vingt-cinq ans, et qui s'est accompagnée de vomissemens pendant vingt-deux mois. Traité successivement par une douzaine de médecins, tantôt pour une lésion organique, tantôt pour une gastro-entérite chronique, tantôt pour une névrose, il n'a éprouvé que des soulagemens momentanés. Mais ce malade est convaincu qu'il a le *velouté de* l'estomac détruit (ce sont ses expressions); que ce *velouté* ne peut pas se rétablir, et qu'il a nécessairement une maladie incurable. Otez-lui son idée chimérique, et vous le guérirez; car toute sa maladie est là. Cette idée entretient ses douleurs gastriques, portées quelquefois au point de lui faire jeter les hauts cris et de le forcer à se rouler par terre. Eh bien! cet individu, qui ne trouve d'adoucissement que dans les bains froids, et qui ne vit, pour ainsi dire, que de sucre, dont il consomme au moins une livre par jour, conserve ses forces, un embompoint passable et un teint excellent. Serait-il en si bon état s'il avait une phlegmasie de l'estomac et des intestins? Non, il serait mort depuis long-temps; car une différence essentielle à remarquer entre la gastro-entéralgie et la gastro-entérite chronique, c'est que la première offre peu de danger, pendant que la seconde est une maladie des plus graves.

Réflexions. Si on succombait souvent à la gastro-entéralgie, la question en litige serait décidée par les autopsies cadavériques. Mais on ne meurt ordinairement que de la gastro-entérite chronique, et, comme on trouve alors des traces de phlegmasie de la muqueuse digestive, on en conclut que les cas de guérison consistent aussi dans l'état phlegmasique de cette membrane; tandis que la plupart de ces cas sont des affections purement nerveuses.

Il peut arriver, toutefois, que les personnes atteintes d'une névrose gastrique meurent de cette maladie, ou, ce qui est moins rare, qu'elles succombent à une autre altération morbide qui existait en même temps, et on ne trouve alors aucun vestige d'inflammation du tube alimentaire; preuve évidente que les douleurs de cette partie et les autres symptômes gastriques ne dépendaient que d'une lésion inappréciable du système nerveux. La science possède déjà quelques faits de cette nature, et, maintenant que l'attention des médecins est éveillée sur ce sujet, je ne doute pas qu'elle n'en possède bientôt un plus grand nombre. En attendant, je vais exposer ceux qui sont à ma connaissance. Les deux premiers ont été publiés par M. *Guersent* (1), dont la bonne foi mérite les plus grands éloges. Laissons parler ce praticien célèbre.

XIXe ET XXe OBSERVATIONS.

« Quelques cas assez rares de vomissemens, qu'on appelle *nerveux*, lorsque nous ne savons pas à quoi en attribuer la cause, peuvent encore en imposer pour des gastrites chroniques, surtout lorsqu'ils sont accompagnés de fièvre. J'ai eu occasion d'observer plusieurs cas de ces vomissemens avec une espèce de fièvre hectique, et j'avoue que je les avais

____

(1) *Dictionnaire des Sciences médicales*, article GASTRITE, tom. **XVII**, page 382.

pris d'abord pour des gastrites. J'en rapporterai succinctement ici deux exemples qui, ayant entre eux les plus grands rapports, suffiront pour fixer l'attention sur ce genre de méprise. Deux femmes, et j'observerai ici en passant que cette maladie m'a paru principalement propre aux femmes, toutes deux grosses de deux à trois mois environ, furent prises de vomissemens bilieux avec symptômes d'embarras gastrique et fièvre; toutes deux furent d'abord traitées par des vomitifs et des purgatifs, qui ne firent qu'exaspérer la maladie. Lorsque je les vis, un mois après l'invasion de la maladie, elles présentaient les symptômes suivans : toutes les boissons, de quelque nature qu'elles fussent, étaient aussitôt rejetées par les vomissemens, et la plupart des matières vomies étaient très-vertes. Les malades se plaignaient d'une douleur constante et très-aiguë à l'épigastre et à la partie postérieure du dos entre les deux épaules; leur langue était humide, couverte d'un enduit blanchâtre, la bouche continuellement remplie d'une salive abondante et écumeuse qui les sollicitait sans cesse à cracher. La constipation était opiniâtre, les urines peu abondantes et très-colorées, comme dans les inflammations. Les malades étaient tourmentées par la soif, le pouls battait cent vingt fois par minute, et était assez fort et roide. Elles étaient accablées par la fatigue et le besoin du sommeil, mais pouvaient à peine dormir quelques instans;

elles étaient bientôt éveillées par les hoquets, les
nausées et les vomissemens. Ces deux malades furent mises d'abord à l'usage des boissons mucilagineuses et des fomentations émollientes. Chez la
plus faible, je fis appliquer sur la région de l'estomac un emplâtre avec l'émétique, qui produisit
comme à l'ordinaire une éruption de très-gros
boutons. Ce moyen, secondé par l'usage des bains
et du lait, calma chez elle les vomissemens; mais
néanmoins la fièvre hectique continuait, le pouls
était beaucoup plus fréquent que dans l'état naturel; les gencives étaient gonflées, saignantes, les
lèvres très-boursouflées et douloureuses, et comme
ulcérées à la base des gencives. La langue était en-
croûtée d'une mucosité épaisse qui se détachait par
lambeaux. L'odeur qui s'exhalait de la bouche était
très-fétide, on aurait pu croire que la malade était
tourmentée d'un ptyalisme mercuriel. Tous les
renseignemens que je pus prendre à cet égard ne
m'apprirent rien. Quoi qu'il en soit, je mis par
degrés cette femme à l'usage des toniques, du vin,
de la décoction de quinquina, etc. Mais tous ces
moyens devinrent inutiles: la malade succomba à
une espèce d'adynamie, presque deux mois et demi
après l'invasion des premiers symptômes. A l'ouverture du cadavre, nous trouvâmes la membrane
muqueuse de l'estomac très-blanche dans toute
son étendue, un peu plus épaisse que dans l'état
naturel, et recouverte d'une mucosité abondante,

mais aucune trace d'altération ou de transforma-
tion de tissu. On remarquait seulement, près du
pylore, une espèce d'excroissance pédicellée, molle,
grosse comme une petite noisette ; elle paraissait
formée par un développement du tissu cellulaire
qui unit les membranes entre elles. Je suis convaincu, au reste, que cette tumeur ne pouvait être
la cause du vomissement. J'ai vu de semblables
tumeurs chez des individus qui n'étaient point sujets à des vomissemens. Tous les autres organes du
bas-ventre étaient parfaitement sains. La matrice
contenait un fœtus qui pouvait avoir quatre mois.

» L'autre malade, qui offrait des symptômes très-
analogues à ceux de la première, éprouva quelques
soulagemens d'abord des boissons à la glace, mais
elle fut prise ensuite d'une affection catarrhale pulmonaire avec exacerbation de la fièvre, douleurs
de poitrine et rougeur des pommettes, le ptyalisme continuant toujours d'ailleurs avec le bour-
souflement des gencives. La malade se plaignait
en outre d'une douleur constante dans la région
de la matrice. Ces complications me déterminèrent
à faire appliquer de nouveau les sangsues et sur la
poitrine et à l'anus ; ces saignées locales diminuèrent les redoublemens et les symptômes de l'affection catarrhale ; un vésicatoire placé sur la région
épigastrique, et qu'on laissa suppurer long-temps,
parut, ainsi que les préparations d'opium, produire de bons effets ; les vomissemens cessèrent pen-

dant quelques jours, la fièvre avait diminué, la malade commençait même à prendre un peu d'alimens, mais ces espérances ne furent pas de longue durée; la fièvre hectique, les vomissemens et tous les accidens du catarrhe revinrent de nouveau et précipitèrent la malade dans un état de marasme dont il fut impossible de la retirer; elle succomba trois mois environ après les premiers symptômes. Nous trouvâmes, à l'ouverture du cadavre, les poumons très-sains, les membranes des bronches rouges dans les premières ramifications et remplies d'un mucus puriforme; l'estomac était flasque, sa membrane muqueuse offrait seulement quelques petites taches rougeâtres, principalement vers la grande courbure; les intestins étaient dans l'état sain. On remarquait sur les membranes du fœtus, qui pouvait avoir quatre mois et demi, quelques plaques blanches qui étaient les traces d'une légère inflammation. Cette inflammation paraissait trop peu considérable pour qu'on pût la regarder comme la cause des vomissemens, qui d'ailleurs avaient persisté presque jusqu'à la fin de la maladie, quoique les traces d'amnitis ne fussent pas récentes. Quant aux taches rouges qu'on remarquait dans l'estomac, cette légère phlogose était également trop peu considérable pour qu'on pût la regarder comme le résultat d'une complication de gastrite chronique, et je suis plus porté à croire qu'elle était l'effet du vin, de l'opium et des autres excitans dont la malade faisait un grand usage dans le dernier temps de sa vie. Je ne puis donc considérer cet exemple et le précédent que comme appartenant à des vomissemens nerveux avec fièvre hectique. Dans la dernière observation seulement, la maladie principale était compliquée de catarrhe pulmonaire et d'amnitis. Ces maladies ont, comme on vient de le voir, présenté plusieurs caractères, d'abord de la gastrite aiguë, et ensuite de la gastrite chronique; mais l'absence complète des anxiétés qui sont ordinairement inséparables des gastrites accompagnées d'une fièvre très-forte, l'opiniâtreté même des vomissemens et surtout de l'état fébrile, qui, comme dans les hectiques essentielles, ne paraît céder à aucun moyen, pourraient servir, ce me semble, à éclairer le diagnostic dans des cas analogues, toujours très-embarrassans pour le médecin. »

XXIe Observation (1).

« Une jeune femme, à la suite de chagrins vifs et profonds, fut prise tout à coup de vomissemens continuels et spasmodiques ; l'art épuisa en vain toutes ses ressources pour calmer ce symptôme. Elle succomba au bout d'un mois, et l'inspection cadavérique, faite avec beaucoup de soin, montra

(1) Un très-bon observateur, M. le professeur Roux, a rapporté ce fait dans le *Journal général de Médecine*, 1821.

tout l'appareil gastrique et intestinal dans l'état le plus sain. Le cerveau, le cœur et les poumons n'offrirent rien qu'on pût accuser d'avoir été la cause de la mort. »

XXIIe Observation (1).

« Une femme âgée de trente-sept ans, délicate, vivant habituellement dans le grand monde, éprouve des dissensions domestiques. Bientôt après, état de langueur, tristesse remarquable, abandon de la société, dégoût de la vie. Quelques années plus tard, vomissement continuel et opiniâtre de tout ce qu'elle prend, malgré les médicamens les plus variés, lequel se termina par la mort. A l'ouverture cadavérique, nulle altération organique de l'estomac ni des organes digestifs, si ce n'est que le pylore est un peu rétréci, sans augmentation d'épaisseur. »

XXIIIe Observation.

Madame Capdeville, âgée de cinquante-six ans, demeurant sur le quai des Orfévres, n° 24, était abreuvée de chagrins, et se plaignait continuellement de douleurs d'estomac. On la traitait pour une gastro-entérite chronique, lorsqu'elle mourut subitement au mois de juin 1822. Chargé, dans ce temps, de constater les décès de mon quartier,

____

(1) Pinel. *Nosog. Philos.* tom. III

j'ai demandé l'ouverture du cadavre. Le médecin qui l'avait soignée assurait d'avance que nous trouverions une phlegmasie, et peut-être des ulcérations de la muqueuse digestive. Cependant, cette membrane s'est présentée dans l'état naturel; car on ne pouvait pas regarder comme lésion pathologique une rougeur à peine marquée, et peu étendue, à la surface interne de l'*iléon*. L'estomac, qui avait été le siége des souffrances, n'offrait pas la moindre altération. La malade avait probablement succombé à un épanchement séreux, que nous rencontrâmes dans les ventricules cérébraux et à la base du crâne, sans aucune trace d'inflammation, ni même de congestion sanguine des parties intérieures de la tête. Il y avait bien aussi une dilatation du cœur, mais trop peu importante pour avoir pu contribuer a la mort.

XXIVe Observation.

Pendant le mois d'août dernier, je fus appelé précipitamment, à quatre heures du matin, pour secourir M. L., âgé d'environ trente-six ans, opticien sur le quai de l'Horloge. A mon arrivée auprès de lui, il était mort. D'après les renseignemens que je me suis procurés, cet homme était malade depuis plusieurs années; sa maladie consistait dans de fortes douleurs d'estomac, et beaucoup de peine à digérer, au point qu'il était obligé de s'astreindre à un régime sévère : quelquefois le lait ou les potages étaient les seules substances qu'il pût supporter. De la tristesse, de l'ennui, des inquiétudes, en un mot, une véritable hypocondrie, accompagnaient habituellement cette affection du système digestif. Néanmoins M. L. se trouvait mieux depuis quelques mois ; il pouvait prendre une plus grande quantité d'alimens, quoiqu'il fût encore éloigné d'une santé parfaite. La veille de son décès, il se coucha sans se plaindre, montrant même plus de gaîté qu'à l'ordinaire, après avoir soupé avec un artichaut et des confitures. Il dormit bien pendant la nuit ; mais à trois heures et demie du matin, il dit à sa femme : Je me trouve très-mal, j'étouffe ; et il expira. Son père et l'une de ses sœurs étant morts de la même manière, la famille demanda l'ouverture du cadavre. Elle a été faite sous mes yeux, et en présence du docteur *Levrault*, par M. *Dubois*, jeune médecin très-instruit et excellent anatomiste. L'embonpoint était médiocre ; les tégumens de la tête, du cou, des extrémités supérieures et du tronc, offraient une rougeur très-prononcée, qui, à l'instar de celle d'un érysipèle, disparaissait par la pression. Il n'y avait rien de particulier dans le cerveau, ni dans la cavité du crâne ; mais les bronches étaient presque entièrement remplies de sang, et les poumons, d'ailleurs sains, en contenaient une si grande quantité, qu'en les pressant avec les doigts, on faisait sortir ce fluide, comme s'il était sorti d'une éponge qui en aurait été imbibée. On ne voyait aucune altération dans l'estomac et les intestins, si ce n'est que leur membrane muqueuse présentait, en plusieurs endroits, une couleur rouge tout-à-fait analogue à celle de la peau, et résultant évidemment d'une infiltration cadavérique. Les autres viscères de l'abdomen étaient dans l'état naturel. Nous avons conclu, d'après l'autopsie, que ce malade avait succombé à une apoplexie pulmonaire, et que son ancienne affection des premières voies, qui s'était accompagnée des symptômes qu'on attribue à la gastro-entérite latente, n'avait cependant été qu'une gastralgie hypocondriaque, puisqu'il n'existait pas la moindre trace d'inflammation, ni de lésion organique.

XXVe Observation.

J'ai entendu, en séance académique, la lecture d'un fait, dont voici la substance. Une dame était atteinte, depuis long-temps, d'une gastro-entérite chronique, quand elle périt tout à coup, après avoir avalé quatre gros de sulfure de potasse. A l'ouverture du cadavre, on ne découvrit aucune inflammation des organes digestifs; d'où l'on a conclu que la mort avait été produite par asphyxie. C'est fort bien : le gaz hydrogène sulfuré, qui s'est dégagé dans l'estomac, a pu produire cet effet. Mais je demande ce qu'est devenue la gastro-entérite chronique, qui, selon l'auteur de l'observation, préexistait à l'empoisonnement? N'est-il pas vraisemblable que l'affection, qu'on avait prise pour une phlegmasie, n'était qu'une névrose? Je suis d'autant plus disposé à le croire, que le dégoût de la vie et la tendance au suicide, qui ont existé chez cette dame, sont souvent l'effet d'une gastralgie, et non d'une inflammation gastrique, comme on le croit à tort. D'ailleurs l'appareil digestif ne s'étant pas trouvé enflammé, il est évident que la gastro-entérite chronique était imaginaire. Car de ce que l'estomac était petit, on ne peut pas en inférer qu'il ait été le siége d'une phlegmasie latente, s'il était sain du reste, et l'on ne dit pas que son tissu eût subi la moindre altération. A la vérité, cet auteur parle également d'un peu de rougeur dans quelques points de la muqueuse gastro-intestinale; mais M. Billard dit positivement, dans ses *Recherches d'anatomie pathologique*, couronnées par l'Athénée de médecine de Paris, que la simple coloration en rouge, sans ulcération ni épaisissement, est un caractère fort douteux de phlegmasie, et qu'elle ne suffit pas pour constater l'existence de la gastro-entérite. Comme il y avait ici une *stase* générale du sang dans le système capillaire veineux, il est vraisemblable que les rougeurs en question étaient de cette nature, à moins qu'on ne veuille les attribuer au sulfure de potasse, et croire qu'elles formaient le premier degré d'une inflammation aiguë, qui serait devenue violente, si la malade n'eût pas succombé avec tant de rapidité. Ce qui est hors de doute, c'est que la gastro-entérite chronique, si elle eût réellement existé, aurait laissé des traces beaucoup plus profondes. Une contradiction aussi choquante entre le diagnostic et l'autopsie m'a vivement frappé. S'il m'avait été permis de demander la parole, je l'aurais fait remarquer à l'instant, et j'aurais provoqué une discussion à ce sujet, parce qu'il importe de s'entendre sur les caractères anatomiques des phlegmasies. J'ai assisté à des ouvertures de corps dans lesquelles des médecins très-éclairés prétendaient qu'il y avait eu inflammation, tandis que d'autres, non moins instruits, soutenaient le contraire. Si on n'est pas d'accord lorsqu'on a les pièces sous les yeux, on ne le sera jamais en pathologie, et nos différentes manières de voir la même chose arrêteront toujours les progrès de la science (1).

----

(1) Mon manuscrit était livré à l'impression, lorsque j'ai eu connaissance du quatrième volume de la *Clinique de la Charité*, par M. Andral fils. Si j'avais lu plus tôt cet excellent ouvrage, j'en aurais extrait plusieurs observations, qui viennent à l'appui de mes idées sur les névroses gastriques. Je regrette surtout de ne pouvoir rapporter deux ou trois passages de l'auteur, qui s'accordent aussi avec mon opinion, et dans l'un desquels il est dit, qu'on n'a trouvé aucune lésion appréciable dans l'estomac de quelques individus, morts à la suite d'affections chroniques de ce viscère.

CHAPITRE II.

ÉTIOLOGIE.

Les principales causes des gastro-entéralgies diffèrent beaucoup de celles de la gastro-entérite chronique, comme on pourra s'en convaincre en jetant un coup d'œil sur le parallèle suivant. Nous croyons devoir le mettre sous les yeux du lecteur, non seulement parce qu'il étendra et rendra plus tranchée la ligne de démarcation que nous cherchons à établir, mais aussi par la raison que la nature des agens provocateurs faisant déjà pressentir celle des affections morbides, la connaissance des causes des lésions chroniques de l'estomac contribue puissamment à la formation de leur diagnostic. On ne doit rien négliger pour faire connaître des maladies très-communes, dont l'existence est niée, cependant, par un grand nombre de médecins.

1° Les causes les plus fréquentes de l'inflammation chronique de la muqueuse digestive sont : une phlegmasie aiguë de cette membrane ; l'abus des liqueurs alcooliques, des médicamens excitans, des émétiques (1) et des purgatifs ; les poisons

------

(1) On exagère cependant aujourd'hui les dangers du tartre stibié comme cause de gastrite. En faisant mon ser-

âcres, irritans et corrosifs; la présence d'un corps
étranger dans le canal digestif; l'usage d'une nourriture trop stimulante, les écarts de régime et tous
les excès de table; les glaces et les boissons froides
prises lorsque le corps est en sueur : une températa-
ture très-froide à laquelle on n'est point habitué;
le tempérament sanguin, une disposition particulière à contracter des phlegmasies; la suppression
des hémorrhagies habituelles et des sueurs; la répercussion d'une maladie cutanée; une métastase
rhumatismale ou arthritique; des stimulans appliqués à l'extérieur, et qui retentissent sympathiquement sur la muqueuse gastro-intestinale;
les contusions ou toute autre violence exercée sur
les hypocondres et la région épigastrique.

2° Voici maintenant les causes les mieux connues
des névroses gastriques : une disposition héréditaire, le tempérament nerveux, irritable et déli-

---

vice dans les prisons, j'ai vu plus de dix personnes qui,
avant d'être arrêtées, avaient cherché à s'empoisonner
avec des doses énormes de ce médicament. L'inflammation
de l'estomac n'a eu lieu sur aucun de ces individus. J'ai
observé trois exemples semblables dans ma pratique particulière. On sait d'ailleurs que *Rasori* et ses partisans ad-
ministrent des quantités prodigieuses d'émétique : je ne
veux point m'établir le défenseur de cette méthode; mais
il est à croire qu'elle ne serait pas aussi répandue, et qu'on
y aurait renoncé depuis long-temps, si la gastrite en était
souvent le résultat.

7

cat ; une irritabilité particulière, congénitale ou acquise, de l'appareil digestif ; l'influence de l'imagination, et notamment la crainte d'avoir une gastro-entérite ou une lésion organique de cet appareil ; les sympathies qui s'exercent d'un individu sur un autre, les antipathies singulières ; les voyages sur mer quand on n'y est point accoutumé ; toutes les affections morales, et principalement les chagrins, la jalousie, les contrariétés et les emportemens de colère ; l'onanisme, les excès dans les plaisirs vénériens, et généralement toutes les passions déréglées ; la vie sédentaire, le travail du cabinet, les méditations profondes et les fortes contentions d'esprit, surtout après les repas ; les grandes chaleurs atmosphériques et une température très-humide, les vents du sud et de l'ouest, les variations brusques de l'atmosphère et les temps d'orage, pendant lesquels l'air est chargé d'électricité ; l'abus des saignées dans le traitement de différentes maladies, et plus particulièrement dans celui des affections gastro-intestinales ; les hémorrhagies copieuses ; les jeûnes, l'abstinence, l'usage long-temps prolongé des alimens atoniques, du poisson, des farineux, des boissons aqueuses, délayantes et mucilagineuses ; une salivation excessive, la lactation et la leucorrhée ; la chlorose et l'état de grossesse ; l'habitude, dans quelques professions, celle du tailleur, par exemple, de pencher la poitrine sur le ventre et d'avoir constamment l'épigastre renfoncé : le vin blanc, le café, le thé et quelques autres aromates, pris d'une manière immodérée ; en un mot, tout ce qui peut exalter, directement ou indirectement, la sensibilité nerveuse de l'estomac et des intestins, et augmenter la susceptibilité de ces organes.

Il y a des questions si simples, qu'un peu de bon sens suffit pour les résoudre. Le mode d'action de la plupart des causes que nous venons d'indiquer me paraît être de ce genre. Je ne crois pas qu'il soit raisonnable de penser que des agens provocateurs si différens affectent l'estomac de la même manière. On aura beau entasser sophismes sur sophismes pour soutenir cette opinion, personne n'y croira, pas même ceux qui la professent ; s'ils la défendent, c'est pour ne pas rompre l'unité de leur doctrine, et non pas par conviction : la faiblesse de leurs argumens en fait foi. A qui persuadera-t-on que l'eau de gomme, par exemple, et les drastiques, produisent le même effet sur la muqueuse digestive ? L'abus de la première peut cependant occasionner des douleurs d'estomac, comme l'emploi inconsidéré des seconds ; mais ces douleurs ne sont pas de même nature : les unes sont purement nerveuses et les autres inflammatoires. Il est vrai que toutes les causes des gastro-entéralgies et de la gastro-entérite n'offrent pas des différences aussi tranchées que l'eau de gomme et les drastiques ; quelques-unes de ces causes ont de l'analogie ; il en est même qui sont communes aux phlegmasies et aux maux de nerfs, et qui peuvent, selon les circonstances, enflammer l'estomac, ou ne produire qu'une simple névrose de cet organe : le plus grand nombre néanmoins s'éloignent assez les unes des autres, sous le rapport de leur nature, pour qu'il ne soit pas permis de confondre les altérations qu'elles déterminent. On en jugera par les développemens dans lesquels nous allons entrer.

I. L'hérédité des névroses gastriques, comme celle de plusieurs autres maladies nerveuses, est généralement admise (1). A l'exception des médecins physiologistes, qui la nient positivement, sans doute parce qu'elle contrarie leur doctrine, tous les observateurs conviennent que la plupart des maux de nerfs, et notamment les gastralgies et les affections hypocondriaques, peuvent se transmettre des pères aux enfans. Nous en avons rapporté un exemple (XIIIe Observ.) d'après Schmidtmann, qui en a observé plusieurs autres, et qui assure que la cardialgie héréditaire est très-commune dans son pays. *Cardialgia*, dit-il, *instar aliorum multorum malorum, sæpenumerò à parentibus in liberos descendit. Crebrò enim notavi, patrem aut matrem, quod ultimam frequentiùs contingit, hanc*

***

(1) *Voyez* les Recherches de M. Améd. Dupau : *de l'Éréthisme nerveux, ou Analyse des Affections nerveuses ;* in-8°, 1819. C'est un excellent travail, qui nous a été d'une grande utilité, et dont on ne saurait trop recommander la lecture aux praticiens.

dotem malignissimam in natos traduxisse. Ce point de pathologie est même appuyé de preuves si nombreuses et si convaincantes, qu'on a lieu d'être surpris qu'il soit contesté. Mais que ne doit-on pas attendre de l'esprit de système ? Pour détruire *l'essentialité* des maladies nerveuses, il fallait bien nier leurs caractères distinctifs ; pour rattacher ces maladies à l'état inflammatoire, il était nécessaire de rejeter leur hérédité, attendu que cette propriété est étrangère aux phlegmasies.

Si cette dernière assertion semble peu conforme à la vérité, et si l'on m'oppose la phthisie pulmonaire, les scrophules, *l'arthritis*, etc., qui passent également, et à juste titre, pour être souvent héréditaires, je répondrai que les médecins qui enseignent que ces maladies ne sont autre chose que des inflammations, ou des sub-inflammations, prennent évidemment l'effet pour la cause. Il est vrai que la phthisie de naissance, les écrouelles et la goutte s'accompagnent presque toujours d'un état inflammatoire ; mais si l'on considère qu'il ne se manifeste que quand elles sont parvenues à un certain degré de développement, on ne pourra s'empêcher de convenir, qu'indépendamment de cet état, chacune de ces affections a un principe *sui generis*, qui en constitue même la base fondamentale, puisqu'il est antérieur à la phlegmasie, et que celle-ci n'est qu'un phénomène consécutif. Or, c'est précisément à ce principe qu'il faut attri-

buer la faculté qu'elles ont de se reproduire héré-
ditairement; car, je le répète, les inflammations
pures n'en jouissent pas. On pourrait encore m'objecter le squirrhe, auquel on accorde aussi le triste
privilége de se transmettre quelquefois par hérédité; mais, quoi qu'on en dise, cette lésion organique ne résulte pas toujours d'une phlegmasie;
les cas où elle est primitive sont très-nombreux,
et il serait difficile de ne pas lui reconnaître alors
un vice particulier, qui peut la faire passer d'une
génération à l'autre.

Ainsi, les gastro-entéralgies peuvent être dues à
une disposition héréditaire, et non la gastro-entérite; ce qui établit déjà une différence digne d'attention. Je n'ai jamais entendu dire du moins, ni
lu dans aucun ouvrage, que l'inflammation de
l'estomac et des intestins fût susceptible de se com-
muniquer de cette manière : l'admettre, ce serait
prendre des névroses ou des squirrhes pour des
phlegmasies.

II. S'il était vrai, comme on l'a dit, que les affections morbides ne fussent que le plus haut degré des tempéramens individuels, cette remarque
s'appliquerait surtout aux constitutions et aux
maladies nerveuses. En effet, le tempérament nerveux, délicat et irritable, au développement duquel contribue puissamment une éducation molle
et efféminée, dispose tellement aux maux de nerfs,
qu'il paraît, fort souvent, en constituer la pre-

mière période. C'est ce qui explique la fréquence de ces maux chez les femmes et les enfans : la délicatesse de leur constitution , leur extrême mobilité et leur sensibilité excessive, les rendent sujets à une multitude de phénomènes nerveux. Mais ce qui dispose plus spécialement aux névroses des organes digestifs, c'est l'irritabilité extraordinaire dont ils peuvent être long-temps le siége , sans que la santé en soit trop altérée. Il est effectivement d'observation que les gastralgies et l'hypocondrie se rencontrent de préférence chez les individus ainsi constitués ; et ces maladies ne sont véritablement alors que l'exaspération de l'état habituel des malades , tant est grande la disposition qu'ils ont à les contracter. En voulez-vous la preuve ? Demandez à ceux qui vous consultent pour des douleurs d'estomac, s'ils étaient bien portans avant leur maladie ? Le plus grand nombre vous répondront qu'ils digéraient mal depuis plusieurs années ; qu'ils avaient ordinairement des pesanteurs et des tiraillemens à l'épigastre, des rapports, des borborygmes et des flatuosités ; qu'ils allaient difficilement à la garde-robe ; que néanmoins leur appétit se conservait, etc. D'où vous pourrez conclure, en toute sûreté, que la sensibilité nerveuse de l'estomac et des intestins de ces personnes est habituellement exaltée , et que la plus légère cause devait faire éclater une gastro-entéralgie. N'allez pas prendre cet état pour une gastro-entérite chronique, et ordonner le traitement antiphlogistique; votre malade serait bientôt exténué, et conduit au dernier degré de l'affection hypocondriaque.

III. Un attribut remarquable des maux de nerfs, c'est la faculté qu'ils possèdent de se développer par l'effet de l'imagination, par une sorte d'imitation involontaire, et par des antipathies bizarres pour certains objets. On peut affirmer que cette faculté leur appartient exclusivement. Je ne crois pas, du moins, que ce genre de causes produise des lésions d'une autre nature, tandis que les névroses qui en résultent sont extrèmement fréquentes.

D'abord, les phénomènes nerveux déterminés par le magnétisme animal ne sont-ils pas, en très-grande partie, le fruit de l'imagination? Un fait sur lequel il n'y a pas le moindre doute, c'est que les maladies imaginaires donnent fréquemment lieu à de véritables affections nerveuses. Ainsi, la conviction mal fondée d'être affecté du vice syphilitique produit très-souvent la mélancolie et l'hypocondrie. M. *Louyer-Villermay* cite des observations qui le prouvent (1), et j'en ai rencontré moi-même. J'ai aussi vu plusieurs mélancoliques, qui ne devaient leurs maux réels qu'à la persuasion où ils étaient d'avoir une lésion organique du cœur. Depuis que les médecins physiologistes ont mis la gastro-entérite chronique à la mode, la

----

(1) *Traité des Maladies nerveuses*, Paris, 1816.

gastralgie hypocondriaque, occasionnée et entretenue par la fausse idée d'être atteint de cette phlegmasie, se multiplie à l'infini, comme nous l'avons
prouvé par beaucoup d'exemples, dont l'on pourrait encore augmenter le nombre. Il est vrai que
le traitement auquel on soumet les personnes que
l'on croit attaquées d'inflammation gastrique, n'est
point étranger, ainsi que nous le dirons bientôt,
au développement et à la prolongation de la névrose des premières voies; mais je n'en suis pas
moins convaincu que l'influence de l'imagination
y contribue aussi, et qu'elle pourrait même la déterminer, sans le concours du mauvais traitement.
La crainte d'une maladie organique de l'estomac
produit quelquefois le même effet; en voici une
preuve évidente.

Un boucher de Paris, âgé de trente-huit ans,
d'un tempérament sanguin et sujet au flux hémorrhoïdal, croyait avoir un squirrhe au pylore, parce
que son père était mort de cette affection à l'âge
de quarante-deux ans. A la moindre incommodité qu'il éprouvait, il répétait sans cesse à sa mère
et à sa femme qu'il avait la même maladie que
son père, et que c'était bien malheureux de périr
aussi jeune. Sans autre cause que cette disposition
morale, il lui est survenu, au mois de mars 1825,
de violentes douleurs épigastriques, avec nausées
et vomissemens. Appelé auprès de lui, je l'ai trouvé
dans une anxiété difficile à décrire : la frayeur était

peinte sur sa figure; ses yeux cherchaient à de-
viner ce que je pensais de son état. Le pouls était
serré, convulsif, l'épigastre nullement douloureux
au toucher, l'urine claire et rendue à chaque instant; il n'y avait point de selles. Instruit des craintes du malade, il me fut aisé de voir qu'il avait
une affection nerveuse de l'estomac, une véritable
gastralgie, et non une gastrite. Néanmoins, ayant
égard à sa constitution sanguine et à ses hémorrhoïdes, j'ai fait appliquer vingt sangsues à l'anus:
une potion calmante, de l'orangeade à la glace,
un emplâtre de thériaque et d'opium sur la région
épigastrique, ont complété le traitement physique. Le point le plus essentiel était de rassurer
l'imagination du malade; c'est ce que j'ai cherché
à faire par tous les raisonnemens possibles. Bref,
les symptômes se sont calmés, et au bout de quinze
jours la guérison était parfaite. Mais je lui ai prédit des rechutes, s'il n'éloignait pas l'idée chimérique qui avait déterminé sa maladie. Cette pré-
diction s'est accomplie six mois après; les craintes
du malade s'étant renouvelées, ses douleurs d'estomac ont reparu, beaucoup moins fortes cependant que la première fois : une potion calmante
a suffi pour les faire disparaître en peu de temps.

On ne saurait donc trop le répéter : l'idée seule,
et à plus forte raison la peur, d'avoir soit une lésion organique, soit une inflammation latente du
système digestif, peut donner lieu à une gastral-

gie, en fixant continuellement l'attention du malade sur son estomac, pour épier ce qui s'y passe.

Les névroses causées par la présence d'une personne qui en est affectée, ne sont pas rares. Il est assez commun dans les hôpitaux, surtout parmi les femmes, qu'une seule malade atteinte de mouvemens convulsifs, en donne à un grand nombre d'autres. On se rappelle qu'à l'hôpital de *Harlem*, sous les yeux de *Boerhaave*, une petite fille ayant été prise de convulsions, par l'effet de la peur, les communiqua promptement à tous les enfans qui étaient dans la même salle. *Lorry* fait aussi mention, dans son ouvrage sur la mélancolie nerveuse, d'une nombreuse famille dont toutes les personnes tombaient simultanément en convulsions. *Novi,* dit ce médecin célébre, *universam prosopiam, hominum et opulentiâ et probitate illustrium, in quâ pater et mater, et omnes liberi, tum mares, tum fœminæ, levissimâ de causâ in convulsiones rapiuntur, ita ut aut imitatione duci, aut uniformitate miseriæ, non secerni credas.* Quelques maladies nerveuses de l'estomac sont également produites par imitation involontaire; car c'est à cette sympathie, qui s'exerce d'un sujet sur un autre, qu'il faut rapporter les vomissemens que certaines personnes éprouvent en voyant vomir d'autres individus.

Il n'est pas aussi fréquent d'observer des maladies nerveuses par antipathies. On en trouve néanmoins des exemples dans les auteurs :

M. Louyer-Villermay en cite quelques-uns, et j'ai eu l'occasion d'en voir deux remarquables, l'un sur un homme qui est saisi de spasmes fort intenses, lorsqu'il entend mâcher une pomme ou une poire crue; l'autre chez une dame à laquelle le bruit du taffetas donne des convulsions plus ou moins violentes. *Zimmermann* parle, dans son Traité de l'Expérience, d'une jeune personne qui avait des spasmes par la même cause; et *Lorry* a connu une dame qui était atteinte de mouvemens spasmodiques, aussitôt qu'elle regardait des épingles, parce que, étant jeune, elle avait manqué de périr après en avoir avalé une. L'anatomiste *Gavard* éprouvait des convulsions toutes les fois qu'il mangeait des pommes; le calme ne se rétablissait qu'après le vomissement. *Brassavola* rapporte qu'une princesse de Naples avait une telle aversion pour la viande, qu'elle ne pouvait en porter à sa bouche, quoiqu'elle fût masquée avec d'autres substances, sans tomber en syncope et être attaquée de forts mouvemens convulsifs. Un médecin de mes amis a une si grande antipathie pour l'huile *chaude*, qu'il éprouve des vomissemens effrénés aussitôt après avoir mangé des ragoûts préparés avec cette substance; il n'est pas même nécessaire que ces mets soient avalés pour le rendre malade : l'odeur qu'ils répandent excite vivement les contractions de son estomac, au point qu'en Espagne il lui arrivait souvent de vomir en passant devant des maisons où l'on faisait la cuisine à l'huile. Nous reviendrons sur les vomissemens nerveux.

IV. Je ne sais quel moraliste a dit que les causes des maladies nerveuses ne resteraient jamais ignorées, si l'on pouvait fouiller dans les replis du cœur humain ; que c'était dans ces replis qu'il fallait chercher l'origine d'une foule innombrable de névroses. Les troubles du cœur, et les mouvemens désordonnés des passions, sont effectivement des sources fécondes en maladies propres au système nerveux, et c'est aux différentes affections morales, non moins qu'aux passions déréglées, qu'il faut attribuer le plus grand nombre de ces maladies. On concevra l'empire que le moral exerce sur leur développement, si l'on fait attention qu'elles accompagnent toujours les révolutions politiques, les progrès du luxe et la corruption des mœurs. Qui ne sait que les affections de nerfs se rencontrent plus souvent lors des bouleversemens des nations, que dans les temps de tranquillité ; aux époques où les lumières et la civilisation sont portées à un haut degré, que dans les temps d'ignorance et de barbarie ; chez les peuples qui se font remarquer par une somptuosité excessive et la dépravation morale, que chez ceux qui se distinguent par une grande simplicité dans leur manière de vivre et l'austérité de leurs mœurs ? Il est connu de tous les médecins que la révolution française, par exemple, a multiplié les névroses d'une manière remarquable, non seulement en France, mais encore dans tous les pays où elle a porté la guerre. Personne n'ignore que ces affections s'observent rarement parmi les habitans des campagnes, parce qu'ils sont accoutumés à la sobriété, aux travaux corporels et à une morale pure. On sait aussi qu'elles sont fréquentes dans les grandes villes, par la raison qu'une partie des citadins passent leur vie dans la mollesse, l'oisiveté, les délices de la table, la débauche, la soif des grandeurs, la passion du jeu, etc; tandis que d'autres se livrent à des spéculations commerciales, au milieu desquelles l'esprit flotte continuellement entre le désir de s'enrichir et la crainte de se ruiner. On sait, en un mot, que les maladies nerveuses attaquent très-souvent les habitans des grandes villes, parce qu'ils sont sans cesse entourés des causes qui les produisent.

Les peines de l'âme et les passions déréglées ont été divisées en plusieurs genres relativement à leurs effets sur le système nerveux. On a dit que certaines affections morales et certains déréglemens des passions produisaient tel genre de névrose préférablement à tel autre, et cette distinction a quelque chose de vrai. Il est hors de doute que les affections soudaines et vives, comme la de crainte, la terreur, les accès de colère et de

jalousie, les contrariétés, déterminent plus spécialement des attaques de nerfs, des spasmes, des
convulsions, l'épilepsie; tandis que la piété ardente, l'exaltation des idées religieuses, le fanatisme, la superstition, entraînent plutôt l'extase,
la catalepsie, la démonomanie, dont les convulsionnaires de *Saint-Médard* et les ursulines de *Loudun*
offrent de si tristes exemples. On ne peut douter non plus que l'amour trop ardent, les désirs
effrénés des jouissances vénériennes, l'exaltation
des idées libidineuses, n'occasionnent, de préférence, l'hystérie, la nymphomanie, le satyriasis,
l'érotomanie; pendant que la débauche, les excès
dans les plaisirs de l'amour et l'onanisme, donnent
lieu à la démence, à l'idiotisme, à l'imbécillité. Il
est encore certain que l'orgueil, la vanité, la soif
des richesses, l'ambition démesurée, l'amour de la
gloire, l'enthousiasme, exaltent l'imagination, et
produisent assez souvent des folies singulières,
dont les principaux symptômes sont des idées de
grandeur, de suprématie, de trésors immenses, la
gaîté, la satisfaction, le contentement de soi-
même, l'illusion d'un parfait bonheur; tandis
que l'avarice, l'égoïsme, l'ennui, la nostalgie, la
honte, les remords, le repentir, et les chagrins
surtout, causent plus facilement l'hypocondrie, la
mélancolie, ou des manies caractérisées par la tristesse, la taciturnité, le découragement, l'idée
d'être malheureux, le désespoir, le dégoût de la

vie et la tendance au suicide. Disons enfin que c'est ordinairement de la haine invétérée, d'un profond ressentiment, de la persuasion d'être victime d'une injustice, du désir de la vengeance, que résultent les délires furieux, avec une grande propension à nuire aux autres, à commettre même des homicides.

Il faut pourtant avouer que cette corrélation entre certaines causes morales et tel genre d'affections nerveuses, est loin d'être constante. Tout ce qui se rapporte à ces affections présente tant de variétés, que les exceptions sont peut-être aussi nombreuses que les faits sur lesquels les règles générales sont établies, et c'est encore là un caractère propre aux maux de nerfs. On remarque, en effet, que la même cause morale, bien qu'elle soit plus spécialement affectée à la production de telle névrose, peut néanmoins occasionner toute espèce de maladie nerveuse. Il arrive même que les affections de l'âme les plus opposées par leur nature déterminent des effets analogues sur le système nerveux. Certes, la joie diffère beaucoup du chagrin ; l'une et l'autre sont capables cependant de troubler les facultés intellectuelles et de produire la folie. Un fait observé par *Méad* le prouve évidemment. Au rapport de ce médecin, les bouleversemens de fortune survenus après les révolutions d'Angleterre, rendirent l'aliénation mentale très-fréquente, et, chose digne d'attention, cette maladie fut plus répandue chez les personnes qui passèrent de la misère à l'opulence, que parmi celles qui, de l'opulence, sont tombées dans la misère.

De toutes les causes dont nous parlons, les chagrins, la colère, les contrariétés et la jalousie sont, d'après mon expérience, les plus fécondes en névroses gastriques, peut-être parce que ces affections morales existent plus fréquemment que les autres. Schmidtmann a observé que la cardialgie était très-souvent aussi le résultat de l'onanisme. « Quand je suis consulté, dit ce médecin, pour un adolescent qui est affecté de cette névrose, je soupçonne d'abord qu'elle est due à l'onanisme, et les renseignemens que je me procure ensuite confirment presque toujours mes soupçons. » *Cardialgia in juvenibus obvia mihi semper suspicionem movet, eos masturbari, atque disquisitione institutâ, rarenter à vero aberravi* (1). Néanmoins, les maladies nerveuses des premières voies, occasionnées par d'autres peines morales et d'autres passions déréglées, ne sont pas rares non plus, puisque la plupart des auteurs qui se sont occupés des gastralgies et de l'hypocondrie, ont placé toutes ces peines et toutes ces passions au nombre de leurs causes les plus communes, sans poser même de règles sur leur fréquence relative,

____

(1) On lit, dans la *Clinique de la Charité*, par M. Andral fils, le cas d'une gastralgie produite par la masturbation, entretenue par les antiphlogistiques, et guérie par une nourriture corroborante.

8

sans dire que l'une les déterminât plus souvent que les autres. Mais comment se fait-il que des causes si variées affectent également le système digestif ? Les unes paraissent donner lieu à des gastralgies idiopathiques, en agissant directement sur ce système. Il est vraisemblable que les choses se passent ainsi, lorsque les douleurs d'estomac suivent immédiatement l'action de leur agent provocateur, comme cela arrive souvent après un emportement de colère ou de jalousie, une frayeur subite, une violente contrariété. D'autres, et ce sont les plus nombreuses, semblent affecter d'abord l'encéphale, d'où la maladie se répète sympathiquement sur le principal organe de la digestion. Les gastralgies et l'hypocondrie produites par l'ennui, la tristesse, les chagrins, etc., ne se développent-elles pas de cette manière ? Quelques-unes enfin dirigent probablement leur influence sur tout le système nerveux à la fois, et portent atteinte aux nerfs gastriques comme à ceux des autres parties du corps. C'est sans doute le cas de l'onanisme et des excès dans les jouissances vénériennes, à moins qu'on aime mieux expliquer leur mode d'action par la sympathie qui existe entre l'estomac et les organes génitaux. Au surplus, ces distinctions, qui seraient fort utiles dans la pratique, parce qu'il est toujours bon de connaître le point de départ de la maladie, ne sont pas aisées à établir ; attendu qu'il est à présumer que plusieurs affections mo-

rales et plusieurs déréglemens des passions frap-
pent tantôt sur le cerveau et tantôt sur le tube
digestif, et peut-être même sur ces deux parties en même temps.

La vie sédentaire, le travail du cabinet, les
méditations continuelles et les fortes contentions
d'esprit, surtout pendant les digestions, sont encore
des causes très-communes de maladies propres au
système nerveux, et notamment de gastralgie hypocondriaque et de mélancolie, entre lesquelles il
y a si peu de différence que Lorry ne voyait pas la
possibilité de les distinguer l'une de l'autre. La
preuve que l'abus des facultés intellectuelles, qui
agit évidemment sur l'estomac par l'intermédiaire
du cerveau, exerce un grand empire sur la production des névroses gastriques, c'est leur multiplication dans les temps où les connaissances hu-
maines ont été le plus cultivées; c'est aussi leur
fréquence dans les grandes villes, où beaucoup de
personnes s'appliquent trop ardemment à l'étude
de la littérature, des sciences et des arts. On sait
d'ailleurs que les hommes de lettres, les poètes,
les philosophes, les géomètres, les médecins, etc.,
sont fréquemment hypocondriaques. *Pascal,
J.-J. Rousseau, Bernardin de Saint-Pierre, Gilbert,
Millevoye, Zimmermann,* et tant d'autres que l'on
pourrait citer, en sont des exemples remarquables.
Les anciens s'étaient déjà aperçus de l'influence
des travaux de l'esprit sur le développement des

affections nerveuses dont je parle. Sénèque a dit : *Nullum est ingenium sine mixturâ dementiæ;* et Aristote demandait : *Cur homines qui ingenio claruerunt et in studiis philosophiæ, vel in carmine fingendo, vel in republicâ administrandâ, vel in artibus exercendis, melancolicos omnes fuisse videmus?* Est-ce que tous ces grands hommes avaient une encéphalite ou une gastro-entérite chronique ?

On m'adresserait, et avec raison, le reproche que l'on fait aux médecins physiologistes, celui d'être exclusif, si je disais que les peines de l'âme, les passions déréglées et les travaux excessifs de l'esprit n'occasionnent que des névroses. Plusieurs maladies d'une autre nature peuvent en être la suite, sans doute en vertu de certaines dispositions individuelles. Ce qu'il y a de positif, c'est qu'une multitude de faits épars dans les livres, et rassemblés par *Tissot*, dans son Traité des nerfs et de leurs maladies, prouvent que des morts subites, l'apoplexie, l'hématémèse, l'hémoptysie, la jaunisse, l'érysipèle, et un grand nombre d'autres affections pathologiques, résultent quelquefois d'un accès de colère, d'une vive frayeur, d'un chagrin subit et violent, d'une joie excessive, etc. Nous conviendrons même que les affections morales, les déréglemens des passions et une application trop soutenue à l'étude du cabinet, peuvent causer des lésions organiques et des inflammations, aiguës ou latentes, de l'estomac ou des parties intérieures de la tête ; ce qui

arrive surtout chez des sujets fortement disposés
aux phlegmasies. La perte douloureuse que la
science vient de faire, dans la personne du célèbre
professeur *Béclard*, e· est une preuve positive. Mais,
pour déterminer d'autres maladies que des névroses,
les agens provocateurs dont il est question agissent
d'abord sur le système nerveux, et ces maladies
ne sont qu'un effet de l'atteinte portée à ce système;
elles ne forment que des *appendices* d'une affection
nerveuse, si je puis m'exprimer ainsi. C'est ce qui
fait que les bons observateurs ont presque toujours
ajouté l'épithète *spasmodique* aux hémorrhagies, à
l'ictère, aux phlegmasies même, déterminées par des
causes de ce genre, et que l'élément nerveux a constamment été pris en considération dans le traitement de semblables maladies. Il est vrai que cet
élément est peu appréciable dans les affections aiguës, parce que l'autre état morbide auquel il
donne naissance se développe rapidement, et le
masque plus ou moins; mais il est facile à saisir
dans les maladies chroniques, et l'analogie doit
le faire admettre dans tous les cas où le moral a
été vivement affect'. L'anévrisme du cœur, par
exemple, quand il tire son origine de longs chagrins, succède à des palpitations purement nerveuses. On peut dire la même chose du squirrhe
de l'estomac; lorsqu'il résulte d'une affection morale ou de l'abus des facultés intellectuelles, il est
devancé par une simple gastralgie; et je suis per-

suadé que l'on parviendrait souvent à préserver les malades de ces altérations de tissu, si l'on traitait mieux l'état spasmodique qui les précède. Enfin, n'est-ce pas en suspendant tout à coup l'action du système nerveux, que la joie, la terreur, etc., ont occasionné ces morts subites, dont on trouve le récit dans les auteurs?

Des considérations auxquelles nous venons de nous livrer sur les affections morales, les passions déréglées et les contentions d'esprit, il résulte que leur principale action se porte sur le cerveau ou les nerfs; que la plupart des maladies qu'elles produisent sont des névroses pures, et que le système nerveux joue encore un grand rôle dans les autres affections, inflammatoires ou non, qu'elles peuvent occasionner. D'où je crois être en droit de conclure que ces causes morbides appartiennent, sinon exclusivement, au moins plus spécialement à la classe des affections nerveuses qu'à tout autre genre de maladies.

V. La grande chaleur atmosphérique contribue à la production des névroses. Ce qui le prouve, c'est qu'elles sont plus communes dans les pays méridionaux que sous les latitudes septentrionales; pendant les saisons chaudes que lors des temps froids, abstraction faite, bien entendu, de celles occasionnées par des causes d'un autre genre. L'observation apprend du moins que la manie, la mélancolie, l'hypocondrie, etc., se manifestent le plus fréquemment sous les climats brûlans de l'Inde, de la Haute-Égypte, de la Palestine, sous les températures uniformément chaudes des îles de la Grèce, de l'Italie et des départemens du midi de la France. Elle apprend aussi que le *tétanos* spontané, qu'on voit très-rarement dans nos régions tempérées, est endémique sous la zone torride, dans l'Amérique méridionale, notamment aux Antilles, où cette affection spasmodique fait de grands ravages, surtout parmi les enfans nouveau-nés. De plus, tous les bons observateurs, à l'exception de *Réveillon* et d'*Hoffmann*, ont signalé les grandes chaleurs d'été comme très-fécondes en maladies nerveuses. *Viridet* (1) dit que pendant l'été de 1706, qui fut excessivement chaud, plusieurs personnes qui n'avaient jamais eu de vapeurs en furent attaquées, et que celles qui y étaient sujettes en furent beaucoup plus travaillées qu'à l'ordinaire. *Zimmermann* a souvent observé que dans les temps de grandes chaleurs, les personnes vaporeuses tombent, sans aucune autre cause, dans des faiblesses, des évanouissemens et des convulsions, qui ne finissent que quand le temps se rafraîchit (2). La topographie médicale de l'Auvergne fournit encore une preuve frappante de l'empire qu'un air chaud exerce sur le

---

(1) *Dissertations sur les vapeurs qui nous arrivent.* Yverdon, 1726, in-8°.

(2) *Expér.*, t. II.

développement des névroses : on y lit que les habitans de cette contrée qui vont travailler en Espagne ou dans une partie méridionale de la France, deviennent hypocondriaques, mélancoliques ou maniaques, après un long séjour dans ces climats, et qu'ils guérissent quand ils sont de retour dans la température froide de leur pays natal.

On est également d'accord sur les effets de l'humidité atmosphérique. *Huxam* (1), *Bisset* (2), *Lind* (3), *Cheyne* (4), et presque tous les auteurs qui ont écrit après eux sur les maux de nerfs, regardent cette température comme nuisible aux individus qui ont le genre nerveux délicat, et comme capable de donner naissance à des névroses. L'excessive multiplication de ces maladies dans les îles Britanniques ne laisse pas le moindre doute à cet égard. D'autres causes, très-communes parmi les habitans de la Grande-Bretagne, telles que les variations brusques de l'atmosphère, la consommation énorme qu'ils font du thé, la vie sédentaire, l'énergie du caractère national, etc., peuvent sans doute contribuer à cette fréquence; mais il n'en est pas moins vrai qu'elle résulte, en très-grande partie, de l'atmosphère humide qui règne en Angleterre. La preuve, c'est que les An-

---

(1) *Observat.*, t. I.
(2) *Medical constitut.*
(3) *On Diseases of hot climates.*
(4) *The English malady*, London, 1733.

glais se débarrassent du *spleen*, de la mélancolie et de l'hypocondrie, en séjournant dans les pays étrangers, et notamment en France.

Au témoignage des auteurs que je viens de citer, je puis ajouter mon expérience propre. Pendant la gastralgie hypocondriaque dont j'ai été si long-temps affecté, les orages et les pluies rendaient ma situation très-pénible; je me trouvais infiniment mieux lorsque le temps était sec, pourvu que la chaleur ne fût pas trop grande. J'ai fait la même observation sur un grand nombre d'autres individus atteints de névroses gastriques. En sorte que la température humide me paraît être, en général, l'une des plus redoutables pour les personnes qui sont affectées de maladies nerveuses, ou fortement disposées à les contracter.

Il en est une, cependant, plus fâcheuse encore; je veux parler de celle qui est composée de la chaleur et de l'humidité. Chacune de ces qualités de l'air étant nuisible lorsqu'elles sont isolées l'une de l'autre, on conçoit que leur réunion doit en aggraver les mauvais effets. C'est ce qui a fait dire à *Tissot* que la vraie patrie de la délicatesse du genre nerveux était sous la zone torride, principalement entre le 45e et le 55e degré, où il y a beaucoup d'endroits qui sont tout à la fois très-humides et très-chauds, et dans lesquels on trouve d'horribles maladies de nerfs (1).

---

(1) *Traité des nerfs et de leurs maladies*, t. III.

Les variations ou les changemens brusques de la température, et particulièrement les temps orageux, pendant lesquels l'atmosphère est chargée de fluide électrique, influent toujours d'une manière fâcheuse sur les individus dont le genre nerveux est délicat et susceptible. L'air sec, ni trop chaud ni trop froid, est le plus favorable à ces individus. Si l'on voit des maladies de nerfs dans les contrées où cette température règne habituellement, il faut les attribuer à d'autres causes. Je ne dois pas taire, cependant, que Tissot et Marcard (1) ont vu quelques personnes nerveuses qui se trouvaient mieux dans les temps humides et lors des vents du sud que dans les circonstances opposées. Nous avons aussi rencontré des exemples de cette anomalie, qui est assez commune, et qui a lieu dans les cas de violent éréthisme nerveux, ou chez des sujets dont la sensibilité est si vivement exaltée que la plus légère impression leur est insupportable. Je ne tairai pas non plus que le froid rigoureux produit quelquefois des maux de nerfs. *Galien* assure qu'il peut occasionner le tétanos (2). On a vu dans le nord de l'Allemagne, dit Tissot, le spasme de la mâchoire, de violentes convulsions, l'emprostotonos, résulter de cette qualité de l'air; et Viridet rapporte que l'hypocondrie a été fréquente, pen-

---

(1) *De l'Usage des Bains.*
(1) *De morborum Differentiis*, chap. 5.

dant des hivers très-froids, au *Gessenay,* l'un des endroits les plus élevés de la Suisse. Plusieurs malades, ajoute ce médecin, étaient tourmentés de spasmes affreux, qui devinrent même mortels, surtout parmi les hommes qui n'étaient pas natifs de cet endroit : ceux qui étaient accoutumés à son climat glacial n'ont eu que de légères atteintes de la maladie. Mais de ce qu'un froid excessif est capable de causer des maladies nerveuses à des individus qui ne sont point habitués à le supporter, on ne peut rien en conclure, si ce n'est pourtant que l'action de la température froide ressemble à celle de l'opium et de plusieurs autres médicamens, qui calment les nerfs à petite dose, et les irritent à dose trop élevée. Fondé sur ce que le froid affecte péniblement les nerfs dénudés, l'axiome *d'Hippocrate* (1), *nervis frigus inimicum,* n'est nullement applicable aux névroses, ou, du moins, il ne l'est que dans des cas très-rares, et seulement quand il s'élève à un degré extrême.

En mettant de côté les exceptions, toujours en grand nombre parmi les affections nerveuses, un observateur attentif établira donc en principe général, 1° que la température modérément froide, qui est une cause assez fréquente d'inflammations, contribue puissamment à guérir les maux de nerfs; 2° que les températures chaude et humide, peu

____

(1) *Aphor.,* l. **V.**

propres, comme on sait, à faire naître l'état phlegmasique, favorables même à sa guérison, concourent au développement et à la prolongation des névroses; ce qui constitue des différences très-remarquables entre ces deux classes de maladies.

VI. Voulez-vous une différence encore plus tranchée? vous la trouverez dans la production des névroses par les évacuations sanguines : il me semble, du moins, que c'est là une preuve décisive de la non-identité des inflammations et des maux de nerfs. En effet, les saignées et les hémorrhagies copieuses, étant les principaux moyens curatifs des phlegmasies, guériraient aussi les névroses, si l'état morbide qui les constitue, ne différait pas essentiellement de l'état inflammatoire. Or, loin de guérir les maladies nerveuses, ces évacuations les créent très-souvent, et les entretiennent presque toujours. *Hippocrate* l'avait déjà indiqué, en disant que les convulsions résultent du vide des vaisseaux, non moins que de leur trop grande plénitude. Cette vérité a été confirmée depuis par les médecins auxquels nous devons des traités sur les affections propres aux systèmes nerveux : la plupart de ces médecins s'accordent à dire que les pertes immodérées ou intempestives du fluide sanguin, entraînent la délicatesse, l'atonie et la mobilité de ce système; que des névroses variées en sont fréquemment la suite, et ils le prouvent en rapportant une multitude de faits particuliers.

Tissot a vu un homme de 30 ans, bien portant, mais dont la fibre était un peu lâche, qui, ayant été saigné sur la fin d'un rhume, éprouva, au moment où la saignée fut faite, une espèce de fourmillement dans tout le corps, qui fut immédiatement suivi d'une crampe générale et très-douloureuse; tous les muscles se roidirent, et il se plaignit d'un serrement entre la poitrine et le ventre, qui le suffoquait. Ces accidens se dissipèrent naturellement au bout de quelques minutes; mais ils se sont reproduits toutes les fois qu'il a eu quelques sujets de chagrin. Le même auteur rapporte qu'une demoiselle, âgée de 19 ans, bien portante jusqu'à cet âge, fut attaquée de maux de tête violens, pour lesquels on lui tira, au bout de six semaines, quatorze onces de sang. Cette saignée la jeta tout à coup dans une mobilité excessive; tout la faisait tressaillir, lui donnait des palpitations, des étouffemens et des angoisses : cet état très-fâcheux durait encore au bout de dix ans, et, pendant tout ce temps, elle n'avait pas eu dix mois de bon. *Van-Swiéten* a connu une femme à qui des pertes de sang donnèrent d'abord des défaillances réitérées, ensuite de si fortes palpitations, que ne pouvant faire aucun pas sans en éprouver, elle fut obligée de rester douze ans au lit; et Viridet dit qu'ayant fait tirer huit onces de sang à un homme, il fut saisi d'une convulsion très-violente par tout le corps. J'ai observé un fait absolument semblable.

Un homme robuste, auquel je venais de faire une saignée du bras pour une esquinancie, éprouva, pendant une heure, des spasmes si intenses, que je craignais à chaque instant de le voir mourir. On trouve aussi dans l'ouvrage de *Whytt* (1) plusieurs histoires de névroses occasionnées par des hémorrhagies abondantes, des saignées copieuses ou trop souvent répétées. S'il n'en cite pas davantage, c'est parce que l'empire de ces causes sur le développement des maladies nerveuses lui paraît si bien établi par l'expérience, qu'il regarde comme superflu de rapporter un plus grand nombre d'observations pour le prouver. Il est peu de praticiens, en effet, qui n'en aient vu des exemples (2), soit chez les femmes accoutumées à des pertes utérines, soit chez des hommes dont le flux hémorrhoïdal coule en trop grande quantité, soit enfin à la suite de toute autre hémorrhagie.

Il arrive souvent, dit encore Tissot, que la mobilité ne porte que sur quelques organes, principalement sur le canal digestif; et à ce sujet, il rapporte les deux faits suivans. Une femme, que des pertes utérines avaient rendue très-faible et très-mobile, éprouvait du dégoût et, surtout, une telle sensibilité des nerfs de l'estomac, qu'il suffisait qu'elle entendît parler d'alimens pour vomir.

(1) *Traité des Maladies nerveuses*, traduit de l'anglais, Paris, 1777.

(2) On en trouve dans l'ouvrage de Schmidtmann.

On appliqua des sangsues à l'anus d'une jeune personne hypocondriaque ; mais, au lieu de procurer
du soulagement, cette évacuation sanguine ne fit
qu'augmenter l'intensité de la maladie. En général, ajoute le célèbre médecin de Lauzanne, à la
suite des hémorrhagies même modérées, on est
exposé à des spasmes dans les intestins, qui donnent de la tristesse, des gonflemens abdominaux,
de la sensibilité à l'épigastre, etc., ce qui veut dire,
à mon avis, que les évacuations sanguines produisent fréquemment des névroses gastro-intestinales.

Doit-on s'étonner, d'après cela, que ces maladies soient si fréquentes de nos jours? L'abus extraordinaire que l'on fait maintenant des sangsues
à l'épigastre explique, en partie, cette fréquence.
Appliquées en trop grand nombre dans une véritable gastrite, ou sans nécessité pour quelque malaise de l'estomac, les sangsues jettent cet organe dans
l'atonie et la mobilité, qui sont le premier degré
d'une affection nerveuse ; et si on les applique dans
la gastralgie prise pour une inflammation, ce qui
arrive souvent, elles l'aggravent, comme cela doit
être, et la rendent interminable, à moins qu'elles
ne soient indiquées par quelques circonstances particulières, dont nous parlerons dans un autre endroit.
Ce que j'avance ici est l'expression de la plupart
des faits que j'ai rapportés, et d'une foule d'autres
que je passe sous silence, parce qu'ils ne seraient
que des répétitions superflues. Il est possible que

de semblables faits ne s'observent point dans les hôpitaux militaires, où l'on ne voit pas beaucoup de névroses; mais ils sont fréquens à Paris, et même dans les départemens. Depuis la publication de mon premier travail, j'ai été souvent appelé, et j'ai reçu plusieurs Mémoires à consulter pour des cas de ce genre. Presque toujours les sangsues avaient été multipliées à l'infini, moins cependant chez les malades traités par le chef de la médecine physiologique, que chez ceux traités par ses élèves. Il faut rendre justice à qui elle appartient : dans les maladies chroniques de l'estomac, ce chef n'abuse pas des saignées locales; et je suis persuadé qu'il gémirait, s'il était témoin des imprudences commises à cet égard par d'aveugles partisans de sa doctrine.

VII. Immédiatement après les évacuations sanguines, je dois indiquer les alimens atoniques, les délayans et les mucilagineux, parce que leur abus concoure souvent, avec celui des saignées, à faire développer ou à prolonger les maux de nerfs, comme nous l'avons démontré par de nombreux exemples. D'ailleurs, ce n'est pas d'aujourd'hui que l'on reconnaît à ces substances le pouvoir de nuire au système nerveux, et de contribuer à la production des maladies qui lui sont propres : il y a long-temps que Zimmermann, Tissot, Buchan, l'avaient signalé, et, avant nous, M. Louyer-Villermay l'a déjà mis dans tout son jour; les observations qu'il rapporte sur cet objet, ne doivent pas laisser le moindre doute dans l'esprit des médecins. J'en transcrirai une des plus concluantes.

« Une jeune femme, âgée de trente ans, d'une bonne constitution et d'un tempérament sanguin, était accouchée, depuis onze mois, d'un enfant qu'elle confia à une nourrice, lorsqu'il lui survint une fièvre bilieuse, d'autant mieux caractérisée qu'elle était simple et très-intense. Cette maladie parcourut ses périodes, et se termina après le troisième septenaire. Les boissons délayantes furent le principal remède mis en usage dès le principe, et qui ne fut pas interrompu, même pendant la convalescence. Aussi les forces ne revenaient pas, la malade se plaignait de malaises, de faiblesses; elle ressentait de la lenteur à marcher, des engourdissemens, des borborygmes, des coliques; le ventre était gonflé, les digestions s'opéraient avec peine; il y avait céphalalgie, souvent de l'insomnie, et une constipation opiniâtre : le flux menstruel était moins abondant que dans l'état de santé. Le médecin appelé en consultation fut instruit des accidens que cette dame avait éprouvés; il reconnut que la fièvre bilieuse était depuis long-temps terminée, et soupçonna que ce nouveau désordre était entretenu par l'abus des délayans, que l'on continuait, sans y joindre aucun médicament propre à relever les forces. La malade était en outre soumise à un régime très-sévère, et ne sortait pas de sa chambre. Un exercice modéré lui fut conseillé; on l'a mise à l'usage du vin d'absinthe pour le matin, de l'extrait de genièvre avant le dîner, et d'une potion calmante et tonique pour le soir. On prescrivit une nourriture saine, peu copieuse, mais succulente, l'eau ferrée et un peu de bon vin. On y ajouta les bains de siége pour exciter les règles, qui reparurent plus abondamment dès le premier mois. Peu de temps après, les forces se rétablirent sensiblement; au bout de trois mois, cette dame fut en pleine santé. »

Aucun praticien de bonne foi ne disconviendra, que la femme qui fait le sujet de cette observation n'ait eu un commencement d'hypocondrie, et de névrose gastro-intestinale, dont elle a été guérie par les toniques; la chose est trop manifeste pour qu'il soit possible de croire différemment. Or, si les boissons délayantes peuvent occasionner cette névrose en trois semaines, ne doivent-elles pas, à plus forte raison, la déterminer et l'entretenir, lorsque leur usage est continué des mois et même des années entières, comme cela arrive souvent aujourd'hui ? Le bon sens et l'expérience journalière répondent affirmativement à ma question.

L'emploi inconsidéré des délayans, notamment des mucilagineux, produit un état particulier de l'estomac, que l'on ne comprend bien qu'après l'avoir éprouvé soi-même. Notre langue n'a pas de terme propre à l'exprimer. Le mot latin *teneri-*

tudo, dont quelques auteurs se sont servi pour désigner cet état, en donne néanmoins une idée assez juste. On peut encore le concevoir en se représentant une partie extérieure, sur laquelle on aurait appliqué trop long-temps des fomentations et des cataplasmes émolliens. Cette partie serait débilitée, *attendrie*, impressionnable et très-susceptible; sa sensibilité nerveuse serait *aiguisée*, si l'on veut me passer l'expression, et si facile à émouvoir, que le contact des corps un peu irritans, l'impression physique la plus légère, y ferait naître la douleur, et y rappellerait l'inflammation. Eh bien! la même chose a lieu dans l'estomac après l'abus des émolliens, peut-être même avec plus de facilité encore, attendu que la muqueuse gastrique est naturellement plus délicate que l'enveloppe cutanée. Le lait, l'eau de gomme, les farineux, etc., tant prodigués de nos jours, ne sont en effet que des fomentations et des cataplasmes appliqués à la surface intérieure de cet organe. De là son atonie, sa *tendreté*, son impressionnabilité, l'exaltation de sa sensibilité nerveuse et son extrême susceptibilité, en vertu desquelles la présence des médicamens stimulans, des alimens relevés, un changement de température et la moindre secousse morale, l'incommodent, le rendent douloureux. De là aussi la multiplication de ses névroses, depuis qu'on a voulu réduire presque toutes les maladies à la gastro-entérite, et qu'on abuse si

étrangement des boissons et de la nourriture débilitantes.

On dit que ces idées sont *grossières;* tant mieux,
elles n'en seront que plus faciles à saisir : comme
le fond en est vrai, je voudrais trouver des expressions qui rendissent la chose manifeste. Ayant été
soumis moi-même, pendant des années, à l'application des émolliens, soit à l'extérieur du corps,
soit dans l'estomac, je puis dire l'effet qu'ils y
produisent. Cet effet est tel, qu'il semble que
les nerfs de la partie sont mis à nu et dépouillés
des tissus qui les entourent, tant leur sensibilité
est exaltée. Tous les raisonnemens qu'on pourra
m'opposer à cet égard, ne détruiront pas les impressions que j'ai senties; et, à moins que mon
organisation ne soit tout-à-fait différente de celle
des autres individus, je dois penser que l'abus des
émolliens produit à peu près les mêmes effets sur
tout le monde. Interrogez, d'ailleurs, ceux qui ont
abusé de ces moyens, et vous verrez ce qu'ils vous
répondront, s'ils sont en état de rendre compte des
sensations qu'ils ont éprouvées.

Les ramollissemens de la muqueuse digestive,
dont on ne parlait point autrefois, et dont on
parle beaucoup aujourd'hui, sont-ils toujours dus
à sa phlegmasie? Je ne suis pas éloigné de penser
qu'ils pourraient bien être quelquefois l'effet de
l'abus contre lequel nous protestons. Je ne crois
pas, du moins, qu'ils proviennent constamment de

la même cause, et j'engage les médecins des hôpitaux à faire des recherches sur cet objet. Ils par-
viendront peut-être à s'assurer que quelques-uns
des individus chez lesquels ils trouvent cette désorganisation, avaient abusé des délayans et des
mucilagineux. Quoique l'inflammation fasse beaucoup de mal, il serait injuste de tout mettre sur
son compte. Ce qu'il y a de certain, c'est qu'une
membrane muqueuse mise dans l'eau, ne tarde pas
à se ramollir et à se décomposer. A la vérité, la
comparaison manque d'exactitude, en ce que, sur
le vivant, les propriétés vitales qui animent
les tissus, s'opposent à ce ramollissement et à cette
décomposition ; mais ces forces résisteront-elles
toujours ? ne peut-il pas venir un moment où elles
seront obligées de céder à l'imbibition continuelle
des délayans ? Au reste, ceci n'est qu'une simple
conjecture, qui mérite cependant de fixer l'attention des observateurs.

Si je ne me trompe, cette conjecture acquiert
déjà un certain degré de probabilité par les belles
expériences que M. *Dutrochet* vient de publier (1),
et qui, à cause de l'importante découverte, qu'elles
annoncent, de l'électricité comme principal agent
immédiat des mouvemens vitaux, ne peuvent

----

(1) *L'Agent immédiat du mouvement vital, dévoilé dans
sa nature et son mode d'action, chez les végétaux et chez
les animaux*, Paris, 1826.

manquer d'exercer une grande influence sur la théorie et même sur la pratique de la médecine. On sait que cet ingénieux médecin a trouvé, qu'en vertu de deux actions physico-vitales, qu'il nomme *exosmose* et *endosmose*, les liquides contenus dans les organes creux, non moins que ceux qui les entourent, pénètrent et traversent leurs parois. Or, ce passage, que l'on peut comparer à une infiltration, au travers des parois organiques, ne s'effectue pas sans leur faire subir une sorte de ramollissement qui, à force de se répéter, pourrait aller jusqu'à une véritable désorganisation.

VIII. L'écoulement extraordinaire de salive peut causer des maladies nerveuses. Selon Boerhaave, le grand nombre d'hypocondries qu'on trouve aux Indes est dû à cet écoulement, provoqué par la mastication du bétel (1). Le même auteur nous apprend que l'usage des pastilles aromatiques s'étant introduit à la cour de France, dans le seizième siècle, il en est résulté des salivations copieuses, et, par suite, beaucoup d'affections hypocondriaques. Tissot a vu un libraire de Lyon, à qui l'on avait conseillé les pilules de *Keyser* pour des dartres, et qui ayant rendu une quantité énorme de salive, eut le genre nerveux si fortement affecté par cette salivation, qu'il éprouvait sans cesse des étouffemens, comme les femmes atteintes de va-

---

(1) *Præl. de Morb. nerv.*

peurs. Les névroses occasionnées par la lactation
sont trop communes pour qu'il soit nécessaire d'en
citer des exemples. Tout le monde sait que les
femmes qui nourrissent, éprouvent fréquemment
des souffrances épigastriques, qu'on ne peut attribuer qu'à l'atonie nerveuse du principal organe
de la digestion, puisqu'elles disparaissent par la
cessation de leur cause débilitante et par l'emploi
des toniques. On peut en dire autant des douleurs
d'estomac produites par les flueurs blanches. Il
n'est aucun médecin qui n'ait observé mille fois
la gastralgie leucorrhoïque, sur laquelle nous
ferons quelques remarques au chapitre suivant.

IX. Les demoiselles attaquées de chlorose et les
femmes enceintes sont très-sujettes aux névroses
gastriques, qui se manifestent tantôt par des vomissemens, tantôt par un appétit capricieux,
bizarre et dépravé, et tantôt par des douleurs
d'estomac plus ou moins violentes. Ces affections
proviennent alors, au moins dans les cas de gestation, de la sympathie que l'*uterus* exerce sur le
principal organe digestif, et constituent de véritables gastralgies sympathiques. Le docteur *Ter-*
reux en a rapporté un exemple dans la Gazette de
Santé du 25 avril 1826. « Il y a peu de temps, dit
ce médecin, je fus appelé auprès d'une jeune dame,
enceinte de quatre mois; elle se plaignait d'une
douleur extrêmement vive à l'épigastre : cette douleur revenait par intervalles et était calmée par

la pression; la langue était blanche, l'appétit variable, et la fièvre légère. On pratiqua trois à quatre saignées, on appliqua quatre-vingts sangsues; on la soumit à une diète sévère; et malgré ce traitement, les douleurs étaient intolérables et la malade se désespérait. Reconnaissant l'insuffisance du régime antiphlogistique, je lui ordonnai des bains, des alimens, des narcotiques à l'extérieur et des calmans à l'intérieur. Je parvins alors, non pas à la guérir de ses douleurs, car elles ne disparurent qu'après l'accouchement, mais au moins à les calmer, de manière à les rendre supportables.» Nous venons de voir un fait analogue, avec cette différence que la gastralgie, qui était très-vive, et les vomissemens qui eurent lieu au début de la maladie, se sont accompagnés d'une grande susceptibilité de tout le système nerveux, et d'un état hypocondriaque des plus évidens. La malade, âgée de vingt-quatre ans, d'une constitution nerveuse, et enceinte pour la troisième fois, éprouvait des tressaillemens au plus petit bruit qu'elle entendait; elle se croyait poitrinaire, hydropique et vouée à une mort certaine : une nuit, elle me fit appeler en toute hâte, assurant qu'elle avait un vaisseau rompu dans l'estomac, et qu'elle allait périr d'hémorrhagie, bien qu'elle n'eût pas rendu une seule goutte de sang. Je me suis abstenu de toute évacuation sanguine, parce qu'il n'y avait aucune indication pour en prati-

quer; mais je prescrivis, à l'intérieur, des calmans combinés avec les toniques, la thériaque sur
l'épigastre, une nourriture fortifiante, des bains
plutôt frais que chauds, de l'exercice et beaucoup
de distractions. A l'aide de ces moyens, les douleurs
d'estomac et les vomissemens disparurent, le genre
nerveux se raffermit, l'hypocondrie se dissipa, et
tout est rentré dans l'ordre vers le cinquième mois
de la grossesse. La gestation nécessite souvent des
saignées, et cependant la conclusion que l'on peut
tirer, après avoir comparé ces deux cas, n'est
point favorable au traitement antiphlogistique,
dans les névroses de l'estomac des femmes enceintes.

X. Au nombre des causes des gastro-entéralgies,
j'ai placé certaines professions dans lesquelles les
individus qui les exercent ont habituellement
le thorax courbé sur le ventre, et l'estomac renfoncé. Il serait possible, toutefois, que les douleurs
épigastriques dont ces individus sont souvent atteints, résultassent autant de la vie sédentaire à
laquelle ils sont accoutumés, que de la position
gênante qu'ils conservent en travaillant. Quoi qu'il
en soit, nous avons vu plusieurs exemples de névroses gastriques chez des tailleurs. Le plus remarquable est celui d'un jeune homme de vingt-cinq
ans, d'une constitution délicate et très-nerveuse.
Ses douleurs d'estomac n'étaient pas très-vives;
mais il éprouvait des pesanteurs et des malaises à
la région épigastrique, des envies de vomir, des

flatuosités, des étouffemens, et quelquefois des défaillances après les repas ; la constipation était invincible, la maigreur considérable, le moral fortement affecté et l'hypocondrie portée à un haut
degré ; les forces étaient abattues. Ce malade con-
sulta un médecin, qui a ordonné une saignée du
bras, douze sangsues à la région épigastrique, des
boissons mucilagineuses, le lait et un régime sévère,
bien que l'appétit n'eût pas diminué. Effrayé de
ce traitement, parce qu'il s'épouvantait de tout,
comme font la plupart des hypecondriaques, il
vint me trouver, pour savoir s'il devait s'y sou-
metttre. Mon avis fut négatif. La douleur d'estomac étant légère, je ne lui conseillai autre chose
que la suspension de son travail habituel, un régime convenable, la tranquillité de l'esprit et un
séjour de quelque temps à la campagne. Il partit
pour Compiègne, son pays natal, d'où il est revenu au bout de trois mois, en parfaite santé.

XI. Le vin blanc, le café, le thé, et les infu-
sions aromatiques, peuvent occasionner la gastro-entérite : c'est une chose incontestable ; mais
on serait certainement dans l'erreur, si l'on croyait
que toutes les maladies qu'ils produisent soient des
inflammations. De tout temps on s'est accordé à
dire que ces substances exerçaient une action spéciale sur le système nerveux, et les effets qui en
résultent sont si connus, même des personnes qui
n'ont pas étudié la médecine, qu'il serait inutile

d'insister sur ce point. On sait que ces boissons agacent les nerfs, exaltent la sensibilité; qu'elles causent de l'agitation, de l'insomnie, des tremblemens, des spasmes, des convulsions, et mille autres phénomènes nerveux. Or, l'estomac, sur lequel les substances dont je parle agissent directement, ne peut pas rester étranger aux lésions qu'elles déterminent dans d'autres parties du corps. Aussi, les auteurs regardent-ils l'usage immodéré du café, du thé et des aromates, comme une cause assez fréquente d'hypocondrie; et Schmidtmann dit que le nombre considérable de cardialgies qu'il observe habituellement à *Melle* et dans les autres endroits de la principauté d'Osnabruck, provient, en très-grande partie, de ce que tous les habitans de cette région, les pauvres comme les riches, abusent tellement du café, qu'ils en prennent jusqu'à trois fois par jour. *Omnes homines, hîc, sine exceptione, à nobilibus usque ad mendicum, bis saltem per diem coffeam calentem hauriunt, atque opifices egentiores adeo ter, nempe ceu jentaculum, merendam et cœnam, neque tepidam, sed plerumque ferventem. Quod tali assiduâque calente et stimulante alluvie, energia et tonus ventriculi infringatur et destruatur, atque ejus teneritudo et sensibilitas ad summum augeatur et exacuatur fastigium, minimè mirandum est.* Nous avons aussi rencontré des gastralgies qui ne pouvaient être attribuées qu'à des causes de ce genre, et une fois à l'abus du baume de copahu.

Dans plusieurs cas, également soumis à notre observation, la maladie avait été, sinon produite, au moins fortement exaspérée et entretenue par des médicamens diffusibles, qui, quoique décorés du titre d'*antispasmodiques*, aggravent plus de névroses qu'ils n'en guérissent. A la vérité, ces malades s'étant tous rétablis, je ne puis pas prouver que leur muqueuse digestive ne fut point enflammée; mais j'en ai la conviction, d'après les symptômes qui existaient, et la guérison obtenue par un autre traitement que celui de la gastro-entérite chronique, bien qu'il ne soit pas tout-à-fait semblable au traitement de l'atonie nerveuse, et qu'il doive être modifié en pareille circonstance, comme nous le dirons plus tard.

XII. Nous venons d'exposer les principales causes des maladies nerveuses de l'estomac et des intestins. Pour compléter leur étiologie, il nous reste à faire mention de quelques agens provocateurs qui donnent presque toujours lieu à la gastro-entérite, mais qui ne produisent cependant quelquefois qu'une simple gastralgie. Parmi ces agens, on distingue l'ingestion des boissons froides pendant que le corps est en sueur. Quoique cette ingestion soit regardée, et à juste titre, comme une cause déterminante d'inflammation de l'estomac ou de quelque autre partie, il existe des cas où elle se borne à irriter les nerfs de cet organe, et dans lesquels les effets primitifs de son action ne dépassent pas le système nerveux. Je n'ai point vu de faits semblables ; mais j'en admets la possibilité, d'après l'expérience de Schmidtmann. Ce médecin assure que chaque année, à l'époque des moissons, la cardialgie est fréquente chez les cultivateurs de la contrée qu'il habite, et que cette fréquence résulte des boissons et des alimens froids qu'ils prennent en grande quantité, après s'être échauffés par le travail et à l'ardeur du soleil. Voici ses propres paroles. *Ad causas cardialgiæ perquàm vulgares spectat quoque incauta potulentorum an ciborum frigidorum æstuante corpore adsumtio. Hinc magna ruricularum copia, ardente sole messem colligentium, quotannis hoc crudeli morbo infestatur. Quamobrem tempore autumnali plerumque maximus cardialgiâ adflictorum occurrit numerus.* Il est vrai que Schmidtmann craint alors la gastrite, et qu'il s'abstient des toniques énergiques et des stimulans, dont il fait un si grand usage dans d'autres occasions. « En pareilles circonstances, dit-il, l'estomac me paraissant être dans un état sub-inflammatoire, je commence le traitement par les adoucissans, et je combats ensuite le spasme par les sédatifs combinés avec de légers toniques. » Cette remarque judicieuse du praticien d'Allemagne prouve que sa manière de voir n'est point exclusive, et qu'en distinguant les névroses des inflammations gastriques, il reconnaît des cas, néanmoins, dans lesquels les premières ont une grande tendance à dégénérer en phlegmasies; ce que je n'ai jamais contesté.

Quoique la suppression du flux menstruel et hé-morrhoïdal produise habituellement des inflam-mations, on ne peut, sans contredire l'expérience de tous les temps, lui refuser le pouvoir de créer des névroses. Tissot, Whytt, Lorry, Pomme (1), Viridet, Schmidtmann, et plusieurs autres méde-cins dignes de foi, rapportent des exemples de maladies nerveuses survenues après cette suppres-sion, et guéries par le retour du flux qui avait disparu. Alléguera-t-on que des observateurs aussi exacts se sont constamment trompés; qu'ils ont toujours pris des phlegmasies pour des affections nerveuses? Les faits qu'ils nous ont transmis sont là pour répondre. Les médecins systématiques peu-vent les interpréter autrement, et les faire tourner au profit de leur doctrine; mais les amis de la vérité avoueront que la plupart de ces faits, dé-pouillés des théories surannées qui les déparent quelquefois, étaient de véritables névroses. D'ail-leurs, quel est le praticien qui n'a pas observé l'hystérie chez des jeunes filles mal réglées? Les rapports qui existent entre les hémorrhoïdes et l'hypocondrie, et sur lesquels *Stahl* a fait des ré-flexions si ingénieuses, sont connus de tous les médecins. Il y a plusieurs années que je donne des conseils à un homme de 56 ans, qui éprouve une

----

(1) *Maladies vaporeuses.*

gastralgie fort intense quand son flux hémorrhoïdal ne coule pas aux époques accoutumées, et qui
ne sent plus rien à l'estomac lorsque ce flux est rétabli ou suppléé par des sangsues à l'anus. Schmidtmann cite un fait encore plus significatif. Une
fille âgée de 21 ans, d'un aspect cachectique, et
n'ayant jamais eu ses règles, avait une cardialgie
presque continuelle, qui s'exaspérait considérablement après les repas. En outre, cette fille éprouvait des cuissons en urinant, et ses urines ne cou-
laient que goutte à goutte; ce qui fit soupçonner
la présence d'un calcul dans la vessie. A l'inspection
des parties génitales, on trouva l'orifice vaginal
complétement oblitéré par l'hymen. Aussitôt que
cette membrane fut incisée, il sortit beaucoup de
sang corrompu, et les douleurs d'estomac se dissipèrent en peu de jours, sans qu'il ait été nécessaire
d'employer d'autres moyens.

Hâtons-nous d'ajouter maintenant, que de toutes
les névroses de l'estomac, comme des autres parties, celles qui résultent de la suspension d'un
écoulement sanguin sont, en général, les plus
susceptibles d'entraîner l'état inflammatoire. En
pareils cas, il n'y aurait pas de graves inconvéniens
à prendre la gastro-entéralgie pour une inflammation de la muqueuse digestive, puisque cette inflammation, si elle n'existe pas encore, est à
craindre, et que les évacuations sanguines sont
toujours indiquées. Remarquez, toutefois, qu'il

peut aussi arriver, qu'au lieu d'être la cause de la gastralgie, la rétention du flux menstruel ou hémorrhoïdal n'en soit que l'effet. Ce qu'il y a de positif, c'est qu'une autre irritation intérieure supprime assez souvent ces flux sanguins, et qu'il n'y a point de raison pour qu'une névralgie des organes digestifs ne les supprime pas également. Or, dans cette circonstance, l'on ne pourrait, sans faire courir quelque danger au malade, ne voir qu'une phlegmasie gastrique, attendu que la névrose, dont le praticien ne tiendrait pas compte, exige des moyens particuliers, et qu'elle commande une grande réserve dans l'usage des antiphlogistiques. Il est donc utile de s'attacher à distinguer les faits dans lesquels les douleurs d'estomac précédent la suppression d'un écoulement sanguin, de ceux où elles ne se développent qu'après cette suppression.

Mais pourquoi certaines causes produisent-elles tantôt des inflammations et tantôt des maladies nerveuses? C'est là un des secrets dont la nature nous dérobera encore long-temps la connaissance. On peut l'expliquer cependant, jusqu'à un certain point, par la différence des constitutions individuelles. La délicatesse et la mobilité du genre nerveux prédisposent tellement aux maux de nerfs, que les personnes chez qui elles existent, en éprouvent pour des causes très-légères, et de préférence à toute autre maladie; tandis que les personnes douées d'un tempérament sanguin et d'une grande irritabilité vasculaire sont plutôt atteintes d'inflammations , et les contractent avec une extrême facilité : de manière que ce qui donne lieu à des névroses chez les sujets nerveux, cause des phlegmasies aux sujets pléthoriques, et *vice versâ.* En appliquant ces considérations générales à l'estomac et aux intestins, on conçoit la raison pour laquelle beaucoup d'individus sont très-sujets aux névroses de ces organes, pendant que d'autres sont plus souvent attaqués de gastro-entérites. C'est ainsi qu'un air humide et renfermé détermine, comme on le voit souvent dans les prisons, tantôt le scorbut et tantôt les scrophules, selon que les prisonniers se trouvent disposés à contracter l'une ou l'autre de ces maladies; c'est-à-dire suivant qu'ils ont le système capillaire sanguin, qui paraît être le siége principal des affections scorbutiques, ou le système lymphatique, dans lequel résident les écrouelles, plus susceptible de s'affecter. Voilà tout ce que l'on peut dire à cet égard ; aller plus loin, ce serait se livrer à des hypothèses insoutenables.

CHAPITRE III.

DIAGNOSTIC.

Description générale et comparaison de la gastro-entéralgie hypocondriaque avec la gastro-entérite chronique.

Sous le rapport du diagnostic, la distinction de ces maladies n'est pas plus difficile à établir que sous celui de leurs causes : il suffit de comparer les symptômes de la gastro-entérite chronique avec ceux de la gastro-entéralgie, pour faire ressortir les principaux traits distinctifs de chacune. C'est ce que M. Georget a fort bien exécuté dans le tome dixième du *Dictionnaire de Médecine.* La comparaison qu'il en a faite étant, à peu de chose près, conforme à ce que j'ai observé, je ne puis mieux faire que de la transcrire ici, en y ajoutant quelques développemens, néanmoins, qui me paraissent nécessaires pour compléter ce tableau comparatif.

XIII. 1° En général, la douleur, dans la gastro-entérite chronique, est obtuse, comme dans toutes les phlegmasies, même aiguës, des membranes muqueuses; souvent elle ne se manifeste que par la pression sur l'épigastre : mais, quel que soit son degré d'intensité, cette douleur est *continuelle*, c'est-à-dire qu'elle existe sans interruption, depuis le commencement de la maladie jusqu'à sa terminaison par la mort ou le rétablissement de la santé.

La douleur des gastralgies est fréquemment d'une violence extrême ; et, chose digne de remarque, la pression sur la région épigastrique, loin de l'augmenter, la calme souvent, et quelquefois la fait cesser entièrement : si on a observé le contraire, les exemples en sont très-rares. En outre, cette douleur qui, de l'épigastre, s'irradie sur les parois thoraciques, le dos et les épaules, est intermittente (1) ou rémittente ; elle disparaît

---

(1) Lorsque ce caractère est bien prononcé, ce qui arrive souvent, il suffit pour faire distinguer la gastro-entéralgie de la gastro-entérite, parce que l'intermittence appartient spécialement aux affections de nerfs. Il est vrai que l'ophtalmie, et même d'autres inflammations, se manifestent quelquefois d'une manière périodique ; mais, dans ces cas, la phlegmasie n'est que l'effet d'une névrose. La preuve que les nerfs sont alors primitivement affectés, et que leur état morbide joue le rôle le plus important, c'est que le quinquina, qui aggrave les inflammations continues, est cependant le principal moyen curatif de celles qui sont périodiques. Ainsi les affections intermittentes, phlegmasiques ou non, ont toujours quelque chose de nerveux, comme Lorry l'a énoncé dans le passage que je vais transcrire. «.... *Prætereà verò notandum est quòd qui periodis subjiciuntur morbi, aliquid secum nervi habeant, ut et ipsâ eorum curatione declaratur, ita ut pro axiomate possit haberi, causam hanc periodorum in nervis quærendam esse, et ad eos solos referendam.*» Schmidtmann a exprimé la même opinion, et d'une manière aussi positive.

complétement, ou diminue considérablement d'intensité, par intervalles, pour revenir avec toute sa force, à des époques plus ou moins régulières. *Per intervalla vexat cardialgia, et remittit intermittitque*, dit Schmidtmann, que l'on ne saurait trop citer quand on s'occupe des gastralgies.

On voit cependant des névroses gastriques dans lesquelles il n'y a pas de vives douleurs; c'est plutôt un malaise pénible à la région de l'estomac, accompagné de nausées, de découragement, d'anxiétés, et quelquefois de sensations bizarres : il semble à plusieurs sujets que cet organe se gonfle et se remplit outre mesure, à d'autres qu'il est vide et resserré, à quelques-uns qu'il est comme suspendu et isolé des parties environnantes; souvent, ils y éprouvent une vive chaleur ou un froid glacial, comme si un coup de vent, très-chaud ou très-froid, frappait sur la muqueuse digestive ; d'autres fois, c'est un sentiment de formication, analogue à celui que produirait un reptile, ou une araignée, qui se promenerait sur cette membrane. Dans certains cas la sensibilité des organes gastriques est si vivement exaltée, que les malades rapportent à ces organes toutes les sensations qu'ils éprouvent. Telle était la situation de cette dame qui écrivait au professeur Pinel : « Le principe de tous mes maux est dans mon ventre; il est tellement sensible, que peine, douleur, plaisir, en un mot, toute espèce d'affections morales, ont là leur principe. Un simple regard désobligeant me blesse cette partie si sensiblement, que toute la machine en est ébranlée... Je pense par le ventre, si je puis m'exprimer ainsi (1). » Ces différens phénomènes, dont la plupart ne peuvent être attribués qu'à la perversion de la sensibilité gastro-intestinale, et qu'on observe principalement chez les personnes qui ont abusé des antiphlogistiques, peuvent exister ensemble ou se succéder alternativement; ils sont intermittens ou rémittens, comme les douleurs, et se reproduisent aussi avec plus ou moins de régularité.

Un autre symptôme assez fréquent dans la gastro-entéralgie, et qui ne s'observe pas dans la gastro-entérite, ce sont des battemens extraordinaires à la région épigastrique, aux hypocondres ou dans quelqu'autre partie de l'abdomen; sensibles à la main, quelquefois même à l'œil, et fort incommodes pour les malades, ils pourraient faire croire à l'existence d'un anévrisme de l'aorte abdominale ou du tronc cœliaque: la méprise est d'autant plus facile, qu'ils peuvent coïncider avec une tumeur formée par des matières fécales ou des gaz amassés dans le colon transverse. Le professeur Laennec, dont la médecine déplore la perte récente, a été plusieurs fois témoin de cette erreur, et il avoue l'avoir commise lui-même, conjointement avec

---

(1) *Nosog. Philosoph.*, t. III.

Bayle(1). Schmidtmann, qui a souvent observé ces pulsations, assure qu'on les distingue de celles occasionnées par un anévrisme, en ce qu'elles ne sont point isochrones, comme ces dernières, avec les battemens du cœur et du pouls. Du reste, il les attribue à une oscillation spasmodique des fibres musculaires de l'estomac et des intestins. Cela est si vrai, dit-il, que j'ai vu, chez des hypocondriaques, ces pulsations abandonner l'épigastre, pour se porter sur les bras, les cuisses ou les jambes, et revenir ensuite à leur siége primitif. Selon M. Allan Burns, auquel on doit des recherches intéressantes sur cette matière, c'est à des contractions nerveuses du diaphragme qu'il faudrait rapporter les battemens qui accompagnent la gastralgie. En convenant qu'il est possible que ces auteurs aient raison pour certains cas, nous pensons néanmoins, avec Bonnet, Senac, Morgagny, Parry, Albers de Breme et plusieurs autres médecins, que le spasme qui donne lieu à ces battemens, a fréquemment son siége dans les gros vaisseaux artériels du bas-ventre. Une chose positive, c'est qu'il existe beaucoup de circonstances où ils sont isochrones avec le pouls, et où les carotides, ainsi que les autres artères superficielles des hypocondriaques et des femmes hystériques, offrent le même phénomène. Suivant M. Albers, les pulsations

______

(1) *Traité de l'Auscultation médiate*, seconde édition.

nerveuses ont pour caractères distinctifs, d'apparaître soudainement, d'être beaucoup plus violentes d'abord, et de perdre leur intensité après une certaine durée ; pendant que les battemens anévrismatiques se développent graduellement, et augmentent de force par degrés. Ce qui distingue encore mieux les premières, c'est qu'elles suivent ordinairement une marche intermittente, ou du moins rémittente, comme je l'ai remarqué chez plusieurs malades. Enfin, les pulsations abdominales peuvent être déterminées par des tumeurs enkystées de l'abdomen, des lésions organiques du pancréas, du mésentère, etc. ; mais aucune observation ne prouve qu'elles aient été l'effet d'une phlegmasie du tube intestinal ; tandis que les histoires de névroses gastriques dans lesquelles on les a rencontrées, sont extrêmement nombreuses (1).

2° Dans la gastrite chronique, la langue est ordinairement rétrécie, et rouge sur les bords et à la pointe ; elle est couverte dans son milieu d'une espèce d'encroûtement muqueux desséché, en forme de fausse membrane ; chez quelques sujets, elle

____

(1) Une partie de ce que nous venons de dire a été puisée dans la traduction française du *Dictionnaire de Chirurgie*, de Samuel Cooper, tome Ier, page 3, où l'on trouvera tous les détails que l'on pourrait désirer sur les battemens abdominaux, qui ne dépendent pas d'un anévrisme.

est très-chargée ; l'haleine est fétide, et la bouche habituellement amère : il y a de l'altération.

Dans la gastralgie, la langue est blanche et épanouie ; quelquefois, néanmoins, elle rougit momentanément dans toute son étendue ; c'est ce que j'ai observé chez des personnes auxquelles on avait appliqué un nombre prodigieux de sangsues, et qui souffraient la faim depuis long-temps : la salivation est abondante, surtout dans les cas de boulimie ; le plus souvent, il n'y a point de soif, et quand elle a lieu, elle n'est pas de longue durée ; plusieurs malades ont même une répugnance très-prononcée pour les liquides.

3° Dans la gastrite, l'appétit manque *toujours ;* il est même remplacé par un dégoût universel, lorsque la maladie existe à son plus haut degré (1).

Dans la gastralgie, l'appétit est variable, rarement nul, parfois léger ou naturel, souvent plus fort qu'en bonne santé ; on voit des cas où il est perverti, dépravé, capricieux et fantasque, au point de faire désirer des substances insolites ; chez plusieurs malades, il est déréglé et revient à chaque instant, même aussitôt après les repas ; d'autres fois il alterne avec un dégoût insurmontable.

---

(1) J'emprunte les principaux traits de la gastrite latente à la belle description que M. Broussais en a faite dans *l'Histoire des phlegmasies chroniques.* Pourquoi l'a-t-il dénaturée depuis par des additions tout-à-fait étrangères à cette maladie ?

4° **Dans la gastrite chronique, l'ingestion d'une petite quantité d'alimens réveille les souffrances, excite un mouvement fébrile, et les digestions sont tout-à-fait *imparfaites;* les alimens sont ordinairement vomis peu de temps après qu'ils ont été pris. Les malades qui ne vomissent pas, soit que la maladie soit moins intense, soit que l'idiosyncrasie de leur estomac s'y refuse, sont fatigués, pendant la digestion stomacale, par des pesanteurs, des nausées, des rapports *acides* et *corrosifs*, ou *nidoreux* et *fétides ;* ils ont une sorte de rumination : la diarrhée est fréquente, au moins dans une période avancée de la maladie.**

Dans quelques cas de gastralgie, les malades font cesser les douleurs de l'estomac par l'ingestion d'une grande quantité d'alimens, quelquefois même par l'ingestion des substances les plus indigestes ; la digestion peut se faire parfaitement et avec une rapidité étonnante. Pour l'ordinaire, cependant, la présence des alimens dans l'estomac réveille aussi les douleurs de cet organe, et les rend très-fortes ; mais cette exaspération n'arrive que deux ou trois heures après les repas, et alors le malade a également des pesanteurs et du malaise à l'épigastre : il sent le contact des alimens à la surface interne de l'estomac, et croit y avoir un corps étranger ; il est tourmenté par des bâillemens, des nausées, des gonflemens abdominaux, des borborygmes, des coliques flatulentes, et des

rapports; mais, à moins qu'il n'ait pris une trop grande quantité de nourriture, ou des substances pour lesquelles son estomac a une grande aversion, ces rapports n'ont ni *mauvaise odeur* ni *causticité;* quelquefois ils ont le goût des alimens ingérés, souvent ils ne sentent rien, ce sont des gaz purs; et, ce qui constitue une différence encore plus remarquable, les digestions, quoique pénibles et fatigantes, *s'accomplissent,* si ce n'est dans quelques cas où il survient des vomissemens, sans doute lorsque la sensibilité de l'estomac est portée à un degré extrême, et chez les personnes qui ont une grande facilité à vomir. Enfin, pour compléter la dissemblance, nous ferons ici une remarque essentielle, c'est que les vomissemens des individus atteints de gastralgie sont composés de matières glaireuses plutôt que de substances alimentaires, et que dans les circonstances où ces individus vomissent les alimens, ils rejettent ceux qui sont liquides, plutôt que les solides; tandis que le contraire a lieu dans l'inflammation de la muqueuse gastro-intestinale (1).

Dans la gastralgie, il n'y a presque jamais de diarrhée; si elle se manifeste quelquefois, elle ne

---

(1) Les névroses, surtout celles de l'estomac, sont trop sujettes à varier pour que l'on puisse dire que ce phénomène soit constant; mais on l'observe dans beaucoup de cas, et quand il existe, ou seulement quand les malades,

vient que d'une mauvaise digestion, et disparaît
en peu de temps : la constipation est, au contraire,
habituellement très-opiniâtre pendant toute la
durée de la maladie. Lorsque le mal est porté à un
haut degré, les urines sont souvent limpides,
abondantes, rendues fréquemment, en petite quantité à la fois, et avec un sentiment de cuisson dans
le canal de l'urètre ou au col de la vessie; ce qui
ne se rencontre pas dans la gastro-entérite chronique (1).

5° Les gastro-entérites chroniques, quelle que
soit la lenteur de leur marche, ne tardent pas à
exercer une fâcheuse influence sur la nutrition, et
à produire une fièvre hectique, caractérisée par la
roideur et la fréquence du pouls, de la chaleur à
la peau, et un redoublement dans la soirée; les
malades perdent leurs forces et maigrissent rapidement; le tissu cellulaire s'efface, les tégumens

---

sans vomir, sont plus incommodés après l'ingestion des
liquides qu'après celle des solides, on ne peut guère con-
server de doute sur le diagnostic; il est à peu près certain
que la maladie est nerveuse.

(1) Je sais bien qu'on met cet état des urines et de leur
excrétion au nombre des symptômes de cette phlegmasie;
mais, à moins de prétendre que l'hystérie et beaucoup
d'autres affections nerveuses, dans lesquelles on l'observe
également, sont aussi des gastro-entérites, on sera obligé
de convenir qu'il appartient plutôt aux névroses des organes gastriques, qu'à leur inflammation.

se collent sur les muscles et s'enfoncent dans leurs interstices; le teint s'altère d'une manière évidente; la peau prend une couleur brune, tirant sur l'ocre ou la lie de vin : elle se couvre en plusieurs endroits, surtout aux pommettes, de taches d'un rouge vineux et tenant même du violet; enfin, le malade est conduit au tombeau, quand les ressources de l'art ne sont d'aucune utilité.

On voit, au contraire, des personnes se plaindre pendant dix, quinze, vingt ans, toute leur vie, de douleurs d'estomac, sans éprouver de fièvre, sans s'affaiblir, et sans perdre de leur embonpoint. Schmidtmann fait mention d'une religieuse, qui a été sujette à la gastralgie depuis son jeune âge jusqu'à sa quatre-vingt-quatrième année. A la vérité, ces cas sont les plus rares : pour peu que cette maladie fasse de progrès, un dépérissement graduel ne tarde pas à survenir; il peut même aller jusqu'à la consomption la plus avancée, surtout si on exténue le malade par le traitement antiphlogistique ; mais le teint ne se détériore pas, il reste constamment en bon état.

Le pouls, dans les affections nerveuses des organes gastriques, est ordinairement naturel, quelquefois très-lent, rarement prompt ou fréquent, plus souvent petit que plein, et, dans certains cas, intermittent ou inégal. Cependant, la fièvre peut aussi se rencontrer dans ces affections; mais, quand elle a lieu, c'est presque toujours par accès incomplets et irréguliers , tantôt rapprochés les uns des autres, tantôt fort éloignés (1) : il est assez rare, du moins, qu'elle s'y manifeste d'une manière lente et continue, comme dans la phlegmasie chronique de la muqueuse gastro-intestinale. On en trouve pourtant quelques exemples dans les auteurs ; les deux que j'ai rapportés d'après M. Guersent, en font foi.

6° Dans les névroses gastriques un peu violentes et prolongées , les malades ont des étouffemens momentanés, des palpitations de cœur, des battemens singuliers dans les artères : ils éprouvent des dou-

(1) L'existence de quelques mouvemens fébriles, dans la gastralgie, ne surprendra pas , si l'on fait attention qu'il est des pyrexies purement nerveuses. En effet , les fièvres intermittentes sont fondamentalement de cette nature , comme beaucoup d'auteurs l'ont soutenu, et comme le docteur *Rayer* l'a très-bien démontré dans le douzième volume du *Dictionnaire de Médecine*, et la pratique offre assez souvent des fièvres continues , dont le siége primitif, le point de départ, ne peut être placé que dans le système nerveux. Il n'y a pas long-temps que j'ai vu un fait de ce genre, sur un garçon de dix ans, d'une constitution excessivement nerveuse et très-sujet aux convulsions, pour lesquelles je l'ai traité un grand nombre de fois. Dans ce cas, l'ennemi le plus déclaré de la pyrétologie, le défenseur le plus intrépide de la nouvelle théorie médicale, n'aurait pu découvrir la plus légère phlogose : à son grand regret, il aurait été forcé de convenir, tant la chose était évidente, que la fièvre , c'est-à-dire la fréquence du pouls et l'augmentation de la chaleur cutanée, dépendaient uniquement d'une irri-

leurs vagues, des sensations extraordinaires à la peau, des frissonnemens, un froid intense, ou des chaleurs plus ou moins vives : ces phénomènes sont passagers, et parcourent différentes parties du corps, notamment les bras, les lombes et les extrémités inférieures. Le sommeil des individus atteints de ces névroses, est tantôt très-bon, tantôt agité, et tantôt nul : lorsqu'ils ont bien dormi, en se levant le matin, ils se trouvent dispos et comme en parfaite santé; quand, au contraire, ils ont passé la nuit sans dormir, et surtout quand leur imagination a travaillé, quand ils se sont

---

tation nerveuse générale, et la guérison obtenue par les bains frais et les boissons froides, sans le secours des saignées, aurait confirmé la justesse de son diagnostic. Ce qui prouve encore que cette fièvre était entièrement nerveuse, c'est qu'elle a été immédiatement suivie d'une affection mélancolique des mieux caractérisées, qui s'est dissipée au bout de quelques mois, dans un voyage à *Saint-Quentin*, qu'on fit faire à ce jeune malade.

D'ailleurs, la fièvre nerveuse hystérique et hypocondriaque a été signalée par un grand nombre de médecins, entre autres par Baillou, Rivière, Morgagny, Manningham, Tissot, Marcard, Dumas, etc.; mais je ne puis, dans une note, m'étendre davantage sur cet objet. Nous renvoyons, pour plus de développemens, aux savantes *Recherches* du docteur Amédée Dupau. Cet ouvrage porte la conviction dans les esprits; après avoir lu, sans prévention, ce qui est relatif aux névroses fébriles, on reste persuadé qu'il en existe souvent, et que celles du canal digestif prennent quelquefois ce caractère.

creusé la tête, comme on dit, ce qui arrive presque toujours en pareils cas, ils sont fatigués, abattus, découragés et nonchalans. Rien de tout cela n'a lieu dans la gastro-entérite latente.

7° Les individus qui ont une inflammation chronique de la muqueuse digestive, sont tristes, moroses et impatiens, comme dans toutes les maladies de longue durée; mais leur moral est loin d'être aussi affecté que celui des personnes atteintes de gastralgie hypocondriaque. Dans cette névrose, regard *effrayé*, cherchant à découvrir ce que le médecin et les amis qui voient le malade pensent de son état; physionomie *inquiète*, s'épanouissant néanmoins à quelques paroles d'espoir et de consolation, mais prenant l'empreinte de la terreur, si quelqu'un a l'imprudence de lui dire *qu'il maigrit beaucoup, qu'il paraît atteint d'une maladie grave,* ou toute autre chose alarmante (1) : apathie, paresse et nonchalance inaccoutumées; tristesse, morosité, ennui, découragement, dégoût de la vie ou peur de la mort : attention du malade continuellement fixée sur son estomac; frayeur au moindre malaise qu'il ressent vers cette partie; craintes insurmontables de manger en suffisante

---

(1) Cette expression de la physionomie est caractéristique; elle suffit à un médecin qui a l'habitude d'observer la gastralgie hypocondriaque, pour distinguer cette névrose de la gastro-entérite chronique.

quantité ; soins minutieux sur le choix et la préparation des alimens ; intime persuasion d'avoir
une maladie mortelle, et difficulté extrême à éloigner cette idée : relâchement des liens de l'amitié,
indifférence pour les personnes et les objets qu'on
affectionnait le plus ; égoïsme plus ou moins complet ; affaiblissement considérable des facultés
intellectuelles et impossibilité de se livrer aux
travaux de l'esprit. Mais diminution rapide de
ces phénomènes nerveux, espoir de guérison, si
les souffrances de l'estomac se calment momentanément, si les fonctions digestives s'exécutent assez
bien pendant quelques jours ; puis, rechute par
la cause la plus légère, physique ou morale, et,
définitivement, après plusieurs alternatives de
mieux et de pire, retour à la santé.

Je demande, à présent, si les symptômes de la
gastro-entéralgie ne diffèrent pas assez de ceux de la
gastro-entérite chronique, pour faire sentir que le
mode d'altération de l'appareil digestif n'est pas le
même dans les deux cas ? En résumé, intermittence ou rémittence de la douleur d'estomac, cessation de cette douleur par une forte pression sur
l'épigastre, sensations bizarres à l'intérieur du
principal organe digestif, battemens singuliers à
la région épigastrique ou dans les hypocondres ;
langue blanche et épanouie, bouche humectée et
défaut de soif ; appétit plus ou moins fort, capricieux, dépravé ; accomplissement, et, dans plu-

sieurs circonstances, facilité même des digestions;
vomissemens des substances solides très-rares,
et seulement dans quelques cas particuliers, mais
assez souvent vomissemens des liquides ou de
matières glaireuses; éructations insipides et ino-
dores; constipation invincible, urines claires,
rendues fréquemment et avec un sentiment d'ardeur : ordinairement point de fièvre, quelquefois,
néanmoins, mouvemens fébriles fugaces et passagers, très-rarement fièvre lente et continue; conser-
vation des forces et amaigrissement peu marqué, si
le malade n'est pas soumis à un régime trop sévère, ni aux évacuations sanguines; teint naturel
ou faiblement altéré; souvent interruption de tous
les symptômes pendant quelques jours, quelques
semaines, et rechutes très-faciles; dans beaucoup
de circonstances, hypocondrie et affection morale
portées au plus haut degré; mais pronostic toujours favorable, et guérison certaine, à moins
d'un traitement par trop contraire à la maladie :
tels sont les principaux caractères des névroses des
premières voies.

Douleur d'estomac, souvent peu vive, mais
continuelle, et s'exaspérant toujours par le toucher
sur la région épigastrique; langue rétrécie, rouge
dans son pourtour et chargée au milieu, bouche sèche et amère, altération; inappétence, dégoût même
pour les alimens; digestions constamment incom-
plètes, vomissemens des subtances alimentaires,

surtout des solides; chez la plupart des malades, rapports acides et corrosifs, ou fétides et nidoreux; diarrhée fréquente, principalement lorsque la phlegmasie s'étend sur la muqueuse des intestins; fièvre hectique; chute des forces et amaigrissement rapide par l'effet de la maladie; teint profondément altéré, marche uniforme et non interrompue des symptômes; pronostic fâcheux, mort dans le plus grand nombre des cas, malgré le traitement le plus rationnel : voilà les traits propres à l'inflammation chronique de la muqueuse gastro-intestinale.

Deux maladies entre lesquelles on peut tracer une ligne de séparation aussi évidente, ne sont certainement point identiques; et qu'on ne dise pas que ce sont deux degrés de la même maladie; que la gastro-entéralgie fait affluer le sang vers la partie malade et entraîne nécessairement la gastro-entérite. J'en conviens, cela peut avoir lieu, notamment lorsque la douleur d'estomac est excessive, et il y a alors une véritable complication; mais il n'en est pas moins vrai que la gastro-entéralgie parcourt souvent, le plus souvent même, toutes ses périodes dans son état de simplicité, et qu'elle constitue, par conséquent, une maladie propre, tout-à-fait étrangère à la gastro-entérite; comme le plus souvent aussi la gastro-entérite chronique se développe sans être précédée de névrose gastrique, marche isolément, et forme une maladie entièrement indépendante de toute affection nerveuse.

Division des névroses gastro-intestinales.

On peut dire que la gastro-entéralgie hypocondriaque, dont nous venons de tracer le tableau, et qui se rencontre très-souvent telle que nous l'avons décrite, constitue l'ensemble des affections nerveuses de l'estomac et des intestins ; car elle offre la réunion des symptômes attribués aux différentes espèces qu'on en a établies. D'ailleurs, ces affections ont une si grande affinité les unes pour les autres, que dans beaucoup de circonstances où on les observe séparées, elles finissent par se réunir, ou, du moins, par se succéder et se remplacer alternativement. Néanmoins plusieurs névroses gastriques ayant reçu des noms particuliers, et pouvant exister seules, il est à propos de jeter un coup-d'œil sur les plus remarquables.

XIV. *Dyspepsie.* Cullen embrasse, sous ce nom, toutes les affections nerveuses de l'estomac, qu'il divise ensuite en espèces ou variétés ; tandis que Pinel le restreint aux circonstances dans lesquelles les digestions sont lentes et laborieuses. Il nous servira à désigner l'exaltation de la sensibilité, mais sans douleur, des organes digestifs : c'est le premier degré de plusieurs névroses gastro-intestinales, comme nous l'avons déjà dit en parlant du tempérament nerveux. Schmidtmann croit même qu'il n'y aurait jamais de cardialgie, sans cette prédisposition. *Quantùm investigando,* dit-il, *et cogitando*

*potui assequi , cardialgia primaria semper fundatur
in nimiâ et immodicâ ventriculi sensibilitate. Absente
talicausâ prædisponente, ut mihi videtur, cardialgia
vix oritur.* Quoi qu'il en soit, les personnes qui sont
atteintes de dyspepsie, se plaignent d'avoir un mauvais estomac, un estomac capricieux ; naturel par
momens, leur appétit diminue ou augmente dans
d'autres occasions ; elles digèrent tantôt bien et
tantôt mal : le plus souvent, néanmoins, leurs
digestions sont longues, pénibles, accompagnées de
pesanteurs, de malaise, d'anxiétés à la région épigastrique, d'éructations, de borborygmes, de flatuosités, et suivies d'une constipation difficile à
vaincre. Quelques-unes de ces personnes n'é-
prouvent, pendant long-temps, aucune autre incommodité, et ne se portent pas mal d'ailleurs ;
chez le plus grand nombre, l'affection de l'estomac devient douloureuse, passe à l'état de cardialgie ou de gastrodynie, dont nous parlerons bientôt,
et, dans ces cas, comme dans la plupart de ceux
où elle reste indolente, cette affection se propage,
plus ou moins promptement, sur différentes parties du corps, et y produit des phénomènes variés.

« Quand mon estomac est dérangé, que mes entrailles ne sont pas dans leur état naturel, dit
Whytt, qui était hypocondriaque, et que ces viscères se trouvent affectés d'une sensation incommode, qui me semble être l'effet de la présence des

vents ou flatuosités, je ne ressens pas seulement une faiblesse générale, de l'abattement, du découragement ; mais le bruit d'une porte qu'on ouvre sans que je m'y attende, ou un semblable événement qui ne mérite aucune attention, et que je n'ai pas prévu, me fera éprouver, au moment même, dans les parties voisines du cœur, une sensation extraordinaire et qui m'est à charge : bientôt cette sensation s'étend des environs du cœur jusqu'à ma tête, à mes bras, et se fait ensuite sentir, mais à un moindre degré, aux parties inférieures de mon corps. D'autres fois, quand mon estomac est dans un meilleur état, et a plus de ton, je n'ai pas de pareilles sensations ; ou du moins elles sont à un degré plus faible, quoiqu'elles soient produites par des causes qui pourraient être regardées comme plus capables de les occasionner, que ne l'étaient celles qui ont fait naître les premières sensations. »

J'ai rapporté ce passage de Whytt, parce qu'il est entièrement conforme à ce que j'ai long-temps éprouvé moi-même, et à ce que l'on voit tous les jours dans la pratique. Il est rare, en effet, que les névroses idiopathiques de l'estomac restent limitées à cet organe ; pour peu qu'elles se prolongent, les autres parties du corps, et notamment le cerveau, ne tardent pas à en ressentir l'influence. C'est ce que Schmidtmann a aussi remarqué, comme on peut le voir dans la phrase qui suit. *Cùm insuper*

*acris vehemensque dolor ventriculi sensibilissimi ,
nervis largissimè prospecti, et amplissimum cum
aliis partibus habentis consensum, mentem potissi-
mùm adficiat, miseri ejusmodi ægroti maximè red-
duntur excitabiles, atque ad melancholiam procli-
ves, animumque despondent.* Lorry avait déjà fait
la même observation. *Irradiatio, dit-il, quæ à ven-
triculo orta, in omnes partes ita fertur, eoque im-
petu grassatur, ut non absurdè à netcoricis quibus-
dam pro centro sensús atque motús habeatur.* Cette
irradiation s'effectue, sans doute, au moyen des sympathies qui unissent si étroitement l'appareil gastrique aux autres appareils, et qui s'exercent vrai-
semblablement par l'entremise des nerfs. Ce qu'il
y a de certain, c'est que les sympathies morbides
sont d'autant plus vives que le genre nerveux est plus
affecté, et que les transmissions sympathiques des
névroses pures s'opèrent, en conséquence, beaucoup plus facilement que celles des autres maladies; d'où l'on doit penser que les filets nerveux
en sont les principaux agens. On m'objectera les
fièvres, que l'on attribue aujourd'hui à une phlegmasie, et dans lesquelles les sympathies sont très-
actives. Je ne conteste pas l'existence de l'inflammation dans un grand nombre de pyrexies; mais
qui me prouvera que le système nerveux n'y joue
pas aussi un grand rôle, peut-être même le rôle primitif, et que les sympathies qui s'y développent,
ne dépendent pas de l'affection de ce système,

bien plus que de celle du système sanguin? Quoiqu'on ait voulu réduire l'appareil sensitif à une
sorte de nullité pathologique, il est impossible de
supposer que cet appareil, qui préside à toutes
les fonctions de l'organisme, ne soit pas vivement
affecté dans les fièvres dites essentielles, puisque le
trouble de ces fonctions en constitue l'un des principaux caractères. Quels que soient, au surplus, les
conducteurs en vertu desquels les névroses de l'estomac retentissent sympathiquement sur le cerveau et le reste de l'économie, une fois que cette
transmission est effectuée, l'augmentation de l'irritabilité, la mobilité et la susceptibilé nerveuses
deviennent générales, le moral du malade s'affecte, et l'on voit paraître successivement tous les
symptômes de l'affection hypocondriaque.

Tel est le mode de développement de cette maladie, lorsque son point de départ est dans les organes digestifs. Il n'y a pas d'hypocondrie sans
affection encéphalique, c'est une chose incontestable; mais cette affection peut être consécutive, et
les médecins qui soutiennent que l'hypocondrie commence toujours par l'encéphale, comme ceux qui
prétendent qu'elle débute constamment par le
principal organe de la digestion, me paraissent
également dans l'erreur. A mon avis, c'est entre
ces deux opinions opposées que la vérité se trouve.
Je veux bien croire, avec MM. Georget, Falret et
Gaultier de Claubry, que le siége primitif des af-

fections hypocondriaques est souvent dans le cerveau; mais je suis persuadé, avec MM. Louyer-Villermay, Pinel, Esquirol et un grand nombre d'autres praticiens, qu'il est souvent aussi dans l'estomac : j'en ai des preuves si convaincantes qu'il m'est impossible d'en douter. Quand je vois des individus qui souffrent d'abord, plus ou moins de temps, des organes digestifs, sans éprouver la moindre lésion des facultés intellectuelles, et qui finissent cependant par devenir hypocondriaques; quand je considère que, chez ces individus, l'affection morale cesse dans les momens où les fonctions digestives s'exécutent bien, et qu'elle reparaît lorsque ces fonctions se troublent de nouveau; quand je m'aperçois enfin que le désordre de l'esprit suit le dérangement de l'appareil digestif comme l'ombre suit le corps, je ne puis m'empêcher de croire que le siége primitif de la maladie est alors dans cet appareil, et que la névrose des parties intérieures de la tête ne soit consécutive à celle des viscères abdominaux. Il est vrai qu'une fois déclarée, l'affection cérébrale réagit sur l'estomac et contribue à entretenir, à aggraver même la gastralgie qui lui a donné naissance; mais on ne peut pas dire pour cela que l'hypocondrie soit partie de l'encéphale. Nous allons plus loin, et nous soutenons qu'il est des circonstances dans lesquelles le siége primitif de cette vésanie n'est ni dans le cerveau ni dans l'estomac; qu'il suffit que les nerfs d'une partie quelconque soient affectés, pour que des symptômes hypocondriaques se manifestent, si les malades y sont prédisposés. Nous le soutenons, parce que nous avons vu ces symptômes survenir pendant des névralgies extérieures, dans l'état de grossesse, etc., et parce que nous les avons vus disparaître ensuite par la guérison de ces névralgies, et après l'accouchement. Ne sait-on pas d'ailleurs que le délire aigu est fréquemment sympathique d'une affection située hors de l'encéphale? Pourquoi n'en serait-il pas de même de l'hypocondrie, qui est un délire chronique? En médecine, les idées exclusives sont presque toujours erronées, surtout quand il s'agit de névroses.

 XV. *Cardialgie, gastrodynie, crampes d'estomac, pyrosis.* Ces mots sont à peu près synonymes; on les a employés indistinctement, du moins, pour désigner des douleurs nerveuses du principal organe de la digestion : les seules différences qu'on ait fait remarquer entre les affections qu'ils désignent, c'est que la gastrodynie n'occasionne point de syncopes et de défaillances, comme la cardialgie peut le faire, et que le *pyrosis*, au lieu de consister dans une véritable douleur d'estomac, est caractérisé par une sensation de chaleur ardente dans cet organe, laquelle s'étend jusqu'à la gorge, et est suivie de l'expuition d'une matière limpide, souvent très-acide.

Quoi qu'il en soit, les douleurs nerveuses de

l'estomac, qu'on peut aussi appeler *névralgies gastriques*, parce qu'elles ressemblent parfaitement
aux névralgies extérieures, peuvent exister seules,
au moins pendant quelque temps, et méritent une
attention particulière, attendu qu'en les traitant
d'une manière convenable, il est possible d'arrêter
leur marche et de prévenir le développement de
l'hypocondrie, qu'elles déterminent tôt ou tard,
si on ne réussit pas à les calmer. Or, les névralgies
gastriques sont sujettes à une foule innombrable
de variétés, sous le triple rapport de leur intensité, du mode de souffrances qu'elles produisent,
et de leurs retours périodiques. Considérées sous
le premier point de vue, elles varient et peuvent
présenter tous les degrés intermédiaires, depuis
le mal d'estomac le plus léger jusqu'à des douleurs
intolérables. Schmidtmann les a vues occasionner
le délire et des convulsions chez des femmes très-
sensibles. *Aliquot notavi mulieres perquàm sensi-
biles, ferociente cardialgiæ paroxismo, delirio atque
nervorum distensionibus correptas.* Mais ces douleurs ne sont pas constamment de même nature;
c'est-à-dire que tous les malades qui en sont atteints, n'éprouvent pas la même sensation : chez
les uns, c'est un sentiment de constriction, comme
si l'estomac était fortement serré dans un étau ;
chez d'autres, c'est plutôt le sentiment d'une distension excessive, qui leur fait craindre la rupture
de cet organe ; quelques-uns éprouvent un senti-

ment de dilacération, analogue à celui que produirait la morsure d'un animal ; assez souvent, il
semble que l'estomac est tiraillé avec des tenailles ;
d'autres fois enfin , c'est une douleur très-aiguë et
indéfinissable à la région épigastrique. On voit des
cas dans lesquels ces différentes sensations ne chan-
gent point, et conservent le même caractère durant
toute la maladie ; tandis qu'il en est d'autres où
elles se succèdent et se remplacent d'une manière
alternative, non seulement d'un accès à l'autre,
mais encore pendant le même accès. L'intermittence
et la rémittence des névralgies gastriques offrent
aussi beaucoup d'anomalies ; car les douleurs qui les
caractérisent, se renouvellent ou s'exaspèrent à des
époques fort irrégulières : on remarque néanmoins
que ce retour ou cette exaspération arrive souvent
un peu avant les repas, et plus souvent encore deux
ou trois heures après , c'est-à-dire quand l'estomac
est irrité par le besoin d'alimens, et lorsqu'il entre
en action pour expulser le chyme dans les intestins.
Quant aux autres caractères qui distinguent ces
douleurs de celles appartenant à la gastro-entérite
chronique , nous les avons déjà indiqués dans la
description générale , et il serait inutile de les
rappeler ici ; mais je rapporterai l'histoire d'une
gastralgie simple , qui doit prouver aux plus in-
crédules , que les affections nerveuses de l'estomac
n'entraînent pas toujours, quoi qu'on en dise ,
l'inflammation de la muqueuse digestive.

Il a déjà été question, dans l'introduction de cet ouvrage, du malade dont je veux parler; c'est l'un des hommes qui ont éprouvé une céphalalgie quotidienne, depuis l'âge de dix-huit ans jusqu'à celui de quarante. A cinquante-six ans, M. P., d'un tempéramment lymphatique et nerveux, employé supérieur dans une administration, eut un violent chagrin, occasionné par la perte d'un fils. Au bout de quelques jours, douleur d'estomac, qui se déclarait deux ou trois heures après l'ingestion des alimens, et cessait aussitôt que la digestion était achevée, en laissant le malade dans une grande fatigue. Les bouillons, les potages, les substances les plus douces et les plus légères, produisaient autant de souffrances que les repas ordinaires, les alimens relevés et indigestes. Il y avait des jours, néanmoins, pendant lesquels la gastralgie était nulle, sans qu'il fût possible de s'en rendre raison, le régime étant le même. D'abord supportable et bornée à la région épigastrique, la douleur devint ensuite très-aiguë, et se propagea sur les parois du thorax, principalement vers le milieu du dos; au plus fort de la maladie, l'accès se terminait souvent par des vomissemens de matières muqueuses, analogues à des huîtres ou à du blanc d'œuf : les substances alimentaires n'ont jamais été vomies. Doué d'un grand courage, et animé d'un zèle excessif pour les fonctions importantes qu'il remplit, M. P. ne voulut s'astreindre à aucun traitement, et continua le travail du cabinet depuis neuf heures du matin jusqu'à minuit, ne prenant de repos que le temps nécessaire pour dîner : il consentit seulement à réduire sa nourriture de moitié ; encore ne persista-t-il pas très-long-temps dans ce régime, parce qu'il avait bon appétit, et qu'il n'éprouvait aucun soulagement des privations qu'il supportait. Enfin, après huit mois de durée, la gastralgie disparut, mais il survint une violente sciatique. Obligé de garder la chambre pour cette dernière affection, le malade se soumit alors au traitement indiqué : les sangsues, les cataplasmes, les vésicatoires volans, les frictions de toute espèce, furent inutiles ; la douleur sciatique dura plus de six semaines, et ne céda qu'aux bains de vapeurs. Depuis huit ans que la première gastralgie a eu lieu, M. P. en a encore éprouvé deux faibles atteintes, qui se sont également dissipées par le retour d'une légère névralgie de l'extrémité inférieure.

Ce fait se passait sous mes yeux, avant que je n'eusse appris à distinguer les névroses des inflammations de l'estomac. Croyant à l'existence d'une gastrite chronique, j'avais conseillé les sangsues à l'épigastre, les boissons mucilagineuses, un régime sévère et la suspension des travaux intellectuels. Si mes conseils eussent été suivis, si l'attention du malade se fût dirigée vers son estomac, et si son esprit n'eût pas été continuellement distrait

par ses occupations administratives, je suis persuadé, d'après ce que j'ai vu maintes fois depuis,
que l'affection gastrique, qui s'est bornée à une
simple gastralgie, aurait fait plus de progrès, et
que l'hypocondrie se serait manifestée.

Lorsque la gastralgie est aussi bien caractérisée
que dans cette observation, il me semble qu'il est
difficile de la révoquer en doute. On m'a pourtant
reproché de l'admettre trop légèrement, et de considérer comme général ce qui n'avait que rarement
lieu. A l'appui de ce reproche, on a fait mention
de quelques faits isolés de maladies d'estomac,
qui auraient pu être prises pour des névroses, et
qui avaient néanmoins laissé des ulcérations ou des
squirrhes de cet organe; d'où l'on a tiré l'étrange
conséquence, qu'il fallait *toujours* attendre l'autopsie, pour affirmer qu'une affection gastrique avait été
nerveuse. On a même dit que la guérison ne pouvait donner aucune certitude à cet égard, parce
qu'on avait trouvé, chez des personnes sujettes à des
douleurs d'estomac, et mortes ensuite d'une autre
maladie, des cicatrices de la muqueuse digestive,
qui attestaient que ces douleurs avaient appartenu
à une gastrite. Mais il serait facile, d'un autre
côté, de citer des milliers d'exemples de maladies
d'estomac, qu'on aurait pu regarder, et qu'on a
souvent regardées en effet, témoin la plupart des
observations que j'ai rapportées, comme inflammatoires ou organiques, et dont la guérison a cepen-

dant été parfaite ; ce qui prouve qu'elles n'étaient, au moins en grande partie, que des névroses, puisque les lésions organiques de l'estomac ne guérissent jamais, et que sa véritable inflammation latente guérit très-rarement ; car les cas de cicatrices ne sont pas nombreux : ils se réduisent peut-être à un seul, celui du célèbre professeur Béclard. Ainsi, s'il est prouvé par les faits qu'on m'oppose, qu'un squirrhe et une inflammation chronique du principal organe de la digestion peuvent être regardés comme une gastralgie, d'autres faits prouvent également que la gastralgie est souvent prise pour une gastro-entérite chronique ou pour une dégénérescence squirrheuse de cet organe. D'où je conclus, à mon tour, qu'il n'est pas toujours nécessaire d'attendre l'ouverture cadavérique pour affirmer qu'une affection de l'estomac a été nerveuse. On peut même avancer, sans hésitation, que les cas dans lesquels il est possible d'en acquérir la certitude avant le décès, sont heureusement les plus nombreux. Je dis heureusement, parce que, s'il est bien de faire des autopsies, quand l'occasion s'en présente, il est encore mieux de guérir les malades, et qu'il serait difficile d'arriver à ce but salutaire, si on était obligé d'attendre la mort, pour connaître la maladie.

Les douleurs épigastriques qui accompagnent si souvent les flueurs blanches, et que les femmes qui en sont atteintes désignent communément par l'expression de *tiraillemens* d'estomac, constituent une gastralgie sympathique, parce qu'elles dépendent évidemment de l'empire que les parties génitales exercent sur le principal organe de la digestion. La preuve que ces douleurs sont un effet de la leucorrhée, c'est qu'elles se développent avec cet écoulement, ou peu de temps après, et qu'elles disparaissent lorsqu'il est arrêté. Du reste, cette gastralgie, qu'on doit distinguer par l'adjectif *leucorrhoïque*, est ordinairement simple, c'est-à-dire qu'elle se complique moins fréquemment avec l'hypocondrie, que la plupart des névroses idiopathiques du tube alimentaire. On m'a dit, et j'ai même lu quelque part, que les médecins de la nouvelle école l'assimilaient également, comme les autres gastralgies, à la phlegmasie latente de la muqueuse gastro-intestinale; mais j'ai de la peine à y ajouter foi, parce que cette théorie n'aurait pas l'ombre de vraisemblance. Quoi! des douleurs stomacales qui excitent souvent la boulimie, et pendant lesquelles les digestions s'accomplissent très-bien, quelquefois même avec trop de rapidité; des douleurs qui s'exaspèrent habituellement par les antiphlogistiques, ainsi que je l'ai vu dans plusieurs circonstances, et qui guérissent presque toujours par les toniques, notamment par les ferrugineux, seraient aussi des gastrites? En vérité, si une pareille doctrine était professée, et si elle trouvait des partisans, on ne saurait ce qui devrait le plus étonner du sérieux imperturbable des maîtres ou de la crédulité des élèves. Rien n'empêche, assurément, qu'une femme qui a des flueurs blanches n'ait en même temps une gastrite chronique, si elle a été exposée aux causes de cette phlegmasie; mais dire que la gastralgie qui se rencontre généralement avec la leucorrhée, est toujours une inflammation, ce serait énoncer une opinion tellement absurde, qu'on se refuserait à croire qu'elle eût pu être émise, si l'on ne savait pas cependant jusqu'à quel point l'esprit de système peut égarer les hommes.

XVI. *Entéralgie.* Indépendamment des maux de nerfs qu'ils ont en commun avec l'estomac, les intestins deviennent le siége de névroses particulières, auxquelles le principal organe digestif reste tout-à-fait étranger. Telle est la colique nerveuse ou spasmodique. Cette maladie se voit assez fréquemment : je connais plusieurs personnes, d'un tempérament nerveux et irritable, qui en sont affectées après des accès de colère ou des contrariétés. On la distingue à un sentiment de tortillement, principalement autour de l'ombilic ou dans le trajet du colon, et à une vive douleur que la pression n'augmente point et soulage même souvent; douleur qui se termine quelquefois en douze ou vingt-quatre heures, pour ne plus revenir, tandis qu'il est des cas où elle se reproduit par accès irréguliers, notamment après les repas, comme la gastralgie : du reste, il n'y a

point de fièvre, ni aucun autre symptôme phlegmasique. Nul doute cependant que la colique nerveuse n'entraînât l'entérite ou la péritonite, si
elle durait long-temps, si elle était très-violente,
et si elle avait lieu chez des individus disposés aux
inflammations. Il importe donc, pour prévenir
cette fâcheuse dégénérescence, de la combattre
promptement par les calmans et les narcotiques;
seuls moyens capables d'en arrêter les progrès, sans
contribuer au développement de la phlegmasie,
comme pourraient le faire les antispasmodiques
irritans.

L'entéralgie peut, comme la gastralgie, exister
sous la forme chronique, et se prolonger des années entières. En pareilles circonstances, qui sont
habituellement accompagnées d'hypocondrie, au
lieu d'une véritable douleur, le malade éprouve
souvent, dans les intestins, un malaise indéfinissable, ou des sensations particulières, analogues à
celles que nous avons signalées dans l'estomac.
Quelquefois, la douleur et les sensations bizarres
existent ensemble, ou se succèdent d'une manière
alternative. Dans tous les cas, ces différens symptômes reviennent ou s'exaspèrent pendant la digestion intestinale, ou dans tout autre moment;
car ils ne suivent jamais une marche continue et
uniforme; toujours ils ont des rémittences plus
ou moins longues, ou des intermissions complètes.

Il y a environ six mois, nous avons été consulté

par un courrier de la malle, qui est affecté, depuis seize ans, d'une colique nerveuse chronique, avec cette particularité qu'il n'en ressent aucune atteinte lorsqu'il voyage en voiture, tandis que les accès, composés de douleurs plus ou moins fortes et d'un grand malaise autour de l'ombilic, se renouvellent à peu près tous les jours de repos. Les antiphlogistiques ont constamment aggravé la maladie, et les toniques ont été employés sans succès : l'éther et l'eau de fleurs d'oranger calment les souffrances, mais ils ne les guérissent pas radicalement. Du reste, ce courrier a beaucoup d'embonpoint; il conserve toutes ses forces, et, à voir son extérieur, on le croirait en parfaite santé.

A la suite de ce fait, nous placerons celui d'un autre malade auquel je donne maintenant des conseils, et qui est aussi atteint, depuis plusieurs années, d'une entéralgie chronique, compliquée d'hypocondrie. Ordinairement difficiles et laborieuses, ses digestions intestinales s'accompagnent souvent, surtout pendant les temps orageux et humides, de coliques, de spasmes et de faiblesses voisines de la défaillance. Après avoir été à la garde-robe, il éprouve, dans l'abdomen, et plus spécialement à la région du *cæcum*, la sensation d'un anéantissement, qui lui fait dire que ses intestins tombent en *collapsus*. Loin d'être avantageux, comme dans le cas précédent, les voyages en voiture lui sont contraires; il ne peut les supporter long-temps sans ressentir une vive irritation et un surcroît de souffrances dans les viscères abdominaux. Les irritans intérieurs produisent le même effet, et les antiphlogistiques, notamment les saignées, sont également nuisibles. Mais en s'abstenant de toute médication, et en prenant, avec mesure, des alimens qui ne soient ni atoniques ni excitans, l'état de cet individu est supportable, et tout me fait penser qu'il se trouverait encore mieux, qu'il se rétablirait même complétement, s'il s'affectait moins, s'il lui était possible d'oublier sa maladie.

La colique occasionnée par le cidre, la bière, etc., chez les personnes qui abusent de ces boissons, ou qui ne sont point accoutumées à leur usage, est aussi de nature nerveuse. On peut dire la même chose de la colique de plomb, ou des peintres. Un grand nombre d'auteurs avaient déjà soutenu que cette affection est une véritable névralgie intestinale, lorsque M. Ranque, médecin en chef de l'hôpital d'Orléans, l'a prouvé jusqu'à l'évidence, dans les *Archives générales de Médecine* (1). Mais ces deux maladies étant très-connues, et différant néanmoins, sous plusieurs rapports, des névroses qui font l'objet spécial de mon travail, je ne m'en occuperai pas; si j'en fais mention, c'est seulement

---

(1) *Cahier de mars* 1825.

pour marquer la place qu'elles doivent occuper dans un cadre nosologique.

XVII. *Vomissement nerveux ou spasmodique.* Ce vomissement est quelquefois indépendant de toute autre maladie; il existe alors seul, et constitue une névrose essentielle ou idiopathique de l'estomac. Le docteur L. Frank, premier médecin de la duchesse de Parme, en a publié plusieurs exemples, dont M. Marc a donné l'analyse dans la *Bibliothèque Médicale*, cahier de décembre 1823. Nous allons les transcrire tels qu'on les trouve dans ce recueil périodique.

« Depuis cinq ans un homme vomissait les alimens quelques heures après les avoir pris; il était arrivé au dernier degré d'émaciation. Après avoir employé sans succès une infinité de moyens, M. Franck se détermina à lui faire appliquer un moxa sur la région épigastrique; le dixième jour de l'application, après la chute de l'escarre, les vomissemens cessèrent, et le malade se rétablit en peu de mois. »

« Pendant son séjour à Janina, en 1807, M. Frank fut appelé chez un seigneur turc âgé de 52 ans, qui, depuis plusieurs semaines, était atteint d'une sorte de dyspepsie. Il vomisssait les alimens peu d'heures après les avoir ingérés : il y avait en outre une constipation opiniâtre. Après un grand nombre de moyens tentés inutilement, M. Frank commençait déjà à craindre qu'il n'exis-

tât une affection organique, lorsqu'il s'avisa de
donner 20 grains de racine de jalap, 3o grains de
semen-contra et 6 grains de calomel en trois prises
dans les 24 heures. Dès le second jour, le ventre
se ramollit, les selles se rétablirent, et en peu de
temps la guérison fut complète. »

« Une dame française, d'un très-haut rang,
âgée de 4o ans, éprouvait depuis huit ans un vomissement chronique, pour lequel elle avait consulté, sans succès, les plus célèbres médecins français. Après beaucoup de tentatives infructueuses,
M. Frank découvrit qu'elle gardait les alimens
lorsqu'elle était dans le bain. Guidé par cette découverte, il lui fit prendre ses repas dans le bain,
où il la fit rester six à huit heures par jour. Elle
fut complétement rétablie par ce seul moyen. »

« Les cas qui suivent prouvent jusqu'à quel
point le vomissement idiopathique peut résister
aux remèdes les mieux indiqués, et cependant céder, comme par enchantement, à des moyens dus
en quelque sorte au hasard. Un homme âgé de 3o
ans, très-sujet aux indigestions, éprouva en 1796,
pendant trois semaines, une disposition au vomissement, et vomit plusieurs fois par jour, alors
même qu'il avait observé la diète la plus sévère.
Fatigué d'une foule de remèdes qu'il avait pris
inutilement, il déjeune avec du jambon cru et du
vin généreux ; dès ce moment les vomissemens
cessent. — Une personne tourmentée depuis 4o

jours de vomissemens, se rétablit en mangeant un peu de jambon cuit, mais dont elle suçait seulement le jus. — Une dame, à Parme, vomissait depuis quelques années tous les alimens qu'elle prenait : quelqu'un lui conseilla d'avaler une huître crue ; elle la garda, on lui en donna deux qui furent également gardées; on augmenta peu à peu le nombre d'huîtres, et la malade fut guérie. »

« J'ai eu plusieurs fois l'occasion, dit le docteur Marc, de rencontrer des cas semblables à ceux que rapporte mon ami Frank, et il m'ont rendu d'autant plus attentif, qu'aujourd'hui on n'a généralement que trop de tendance à tomber dans l'excès contraire des médecins qui ont précédé notre époque; car si le plus grand nombre d'entre eux ne s'occupaient pas assez, il y a trente ans, des maladies organiques, et ne soupçonnaient même pas leur existence, dans le cas même où les symptômes les plus positifs indiquaient la présence de ces maladies ; si alors ils tourmentaient les malades par des remèdes inutiles et très-souvent nuisibles, nos médecins actuels se laissent peut-être trop facilement décourager par la supposition d'une affection organique. Alors, tout traitement curatif est mis de côté, toute investigation étiologique cesse. On se borne aux calmans, et l'affection qui peut-être n'était d'abord que dynamique, finit réellement par devenir organique. » Après ces réflexions judicieuses,

M. Marc cite les trois faits suivans, qu'il a observés lui-même, et dans lesquels on ne peut méconnaître un vomissement nerveux, occasionné par les vices arthritique et rhumatismal.

« Une femme contrefaite, hystérique, âgée de 40 ans, éprouvait depuis plus d'un an et demi, des vomissemens qui survenaient peu d'heures après l'ingestion des alimens. Ces vomissemens étaient douloureux, quelquefois bilieux, plus souvent acides, et les matières vomies contenaient presque toujours les alimens ingérés en dernier lieu. Maigreur extrême, accès fébriles irréguliers. Plusieurs médecins consultés déclarèrent qu'il y avait affection organique du pylore, et conseillèrent de borner le traitement à l'usage de quelques adoucissans. Diverses considérations que le peu d'espace auquel je suis restreint m'empêche d'exposer, notamment la durée de la maladie, devenue très-intense, sans apparition quelconque des accidens qui annoncent le dernier stade, me firent concevoir quelque doute. Ce doute se fortifia par un examen étiologique plus rigoureux, et je me déterminai à combattre une affection arthritique avec irradiation hystérique portée vers l'estomac. L'usage interne du gayac, de l'aconit, les lavemens d'assa fœtida, les injections vaginales avec la jusquiame, les pédiluves muriatiques, etc., firent cesser les vomissemens, et la malade, quoique toujours hystérique, continue depuis plusieurs années d'exister, sans éprouver d'accidens du côté de l'estomac. »

« Une femme habitant une boutique sombre et humide, vomissait depuis sept ans les alimens, et ne supportait que le lait, qui souvent encore ne passait pas. Les désordres constitutionnels qui résultent nécessairement d'une semblable affection, étaient parvenus à un haut degré. Divers traitemens avaient été administrés sans succès. Je crus reconnaître une irritation rhumatismale portée vers l'estomac, et prescrivis les pédiluves et lotions nitro-muriatiques, selon la méthode de Scott; à l'intérieur l'usage des poudres composées de fleurs de soufre et de magnésie calcinée, par-dessus lesquelles je fis boire une tasse d'une boisson acidulée. En peu de jours les vomissemens cessèrent, et la santé se rétablit.»

« Un employé au ministère de l'intérieur se trouvait dans un état à peu près semblable à celui de la malade précédente : on l'avait déclaré atteint d'une affection organique. Je le soumis aux bains de vapeurs aqueuses, et dès le quatrième bain les vomissemens cessèrent, pour ne plus reparaître.»

M. Louyer-Villermay dit, avec raison, qu'on trouve le type du vomissement nerveux dans certaines antipathies de l'estomac, qui repousse les alimens appétés d'ailleurs par l'individu. Ce médecin en cite deux exemples, mieux caractérisés encore que ceux dont nous avons déjà fait mention dans le chapitre de l'étiologie. « Un homme bien portant mange avec appétit et plaisir du poisson préparé au beurre, et chaque fois il le vomit sans presque aucune douleur; peu d'instants après, il peut faire un second repas, qu'il digère très-bien. Un autre déjeune avec des tartines de pain et de beurre qu'il arrose d'eau rougie ; et bientôt l'estomac a rejeté cet aliment, qu'il conserve au contraire lorsque le déjeuner se termine par du vin pur.» Nous connaissons une dame qui ne peut avaler du poisson frit sans le vomir aussitôt, ce qui ne l'empêche point de continuer son repas. «Dira-t-on, ajoute M. Louyer-Villermay, que c'est un commencement de lésion organique de l'estomac ? Mais cette disposition existe depuis plus de trente ans, et ne se reproduit jamais, ou presque jamais, sans l'influence de cette même circonstance. On ne peut voir dans ces faits qu'un vomissement nerveux. » (1)

Un autre vomissement nerveux idiopathique, non moins caractérisé que le précédent, c'est celui dont sont atteints quelques individus à l'aspect d'une autre personne qui vomit, et dont nous avons déjà parlé, en nous occupant des causes des maladies nerveuses. Quant au vomissement ef-

____

(1) *Dictionnaire des Sciences médicales*, tome LVIII, p. 370.

fréné qu'on éprouve les premières fois qu'on na-
vigue, j'ignore s'il est essentiel ou sympathique ;
je ne sais si le roulis des vaisseaux, qui paraît en
être la cause déterminante , agit immédiatement
sur l'estomac, ou s'il porte d'abord son action sur
le cerveau , lequel exciterait sympathiquement le
principal organe digestif ; mais toujours est-il hors
de doute qu'il tient à un état nerveux , primitif
ou sympathique, de cet organe : il est impossible
de l'attribuer à une inflammation ; et quoique les
médecins physiologistes regardent toutes les névroses gastriques comme des phlegmasies , je ne
puis croire, néanmoins, qu'ils aillent jusqu'à soutenir que le vomissement dont je parle soit l'effet
d'une gastrite. On dira peut-être qu'il la produirait, s'il durait plus long-temps , et je suis loin
d'en nier la possibilité. Cependant, si le vomise-
ment de mer devait provoquer l'inflammation
gastrique aussi facilement qu'on pourrait le croire,
il me semble qu'il la déterminerait au moins quelquefois ; tandis qu'il n'a peut-être jamais de suites
fâcheuses : ce qui prouverait encore , au besoin,
que les nerfs d'une partie peuvent être vivement
irrités, sans que l'état inflammatoire s'y manifeste.

Le diagnostic du vomissement nerveux occasionné
par des antipathies , par imitation involontaire et
par la navigation, n'offre aucune difficulté ; mais
il est plus difficile de distinguer le vomissement
spasmodique résultant de quelque autre cause ,

parce qu'il peut être confondu avec celui de l'embarras gastrique, de la gastrite, du squirrhe de l'estomac, etc. La méprise est d'autant plus aisée, que le vomissement produit par le fait seul de la sensibilité exaltée de cet organe est, comme les autres affections nerveuses, sujet à varier : un malaise général, de la pesanteur et des douleurs à la tête, l'amertume de la bouche, la cardialgie, des nausées, le précèdent quelquefois; tandis qu'on voit des cas où il survient sans aucun symptôme précurseur. Souvent il se compose d'une sérosité limpide ou de mucosités plus ou moins consistantes; d'autres fois ce sont des matières bilieuses jaunâtres, ou une bile verte poracée, qui sont rejetées par le vomissement. Plus tard, il peut s'y joindre des portions d'alimens. Il arrive même qu'une grande quantité de substances alimentaires est vomie, mais ce n'est que dans les circonstances où la maladie existe depuis long-temps, ou quand l'exaltation de la sensibilité gastrique est portée à un si haut degré que l'estomac, ne pouvant supporter le contact de ces substances, les repousse aussitôt après leur ingestion. Tantôt le vomissement spasmodique a lieu une seule fois par jour, tantôt plusieurs fois; et, chose digne d'attention, quelques malades vomissent les alimens légers, pendant qu'ils conservent ceux qui sont indigestes. Il présente encore plusieurs particularités notables. Ainsi, il s'opère plus facilement, plus promptement et avec moins de douleurs que ceux qu'on observe dans les autres affections. Après cet acte, les malades se trouvent presque aussi alertes que dans leur état de santé, et peuvent vaquer à leurs affaires, ou même se livrer à leur appétit, qui, le plus souvent, n'en est point dérangé. En général, cette névrose est exempte de fièvre, ou du moins de fréquence du pouls, de soif et de chaleur. La région épigastrique n'est point douloureuse au toucher. Les selles sont rares, les urines abondantes et limpides. La figure est rarement altérée, et, à moins de vomissemens journaliers de la presque totalité des alimens, il n'y a aucun signe de dépérissement.

Des malades échappent au vomissement nerveux en restant au lit; d'autres le préviennent par le mouvement, l'exercice et la dissipation. La durée de la maladie est variable; chez les uns elle se dissipe au bout de quelques heures ou de quelques jours; souvent aussi elle se prolonge durant des mois et des années. Dans d'autres cas, après avoir cédé plusieurs fois et momentanément, elle reparaît avec de nouvelles forces, pour enfin se dissiper tout-à-fait, après un laps de temps plus ou moins long. Si cette affection a des suites fâcheuses, ce n'est que dans les circonstances, fort rares, où tous les alimens ingérés dans l'estomac sont vomis, et peu de temps après les repas; alors la vie peut réellement toucher à un terme prochain. (Louyer-Villermay.)

Assez souvent le vomissement nerveux est symptomatique d'une autre maladie. C'est ce qui a lieu, par exemple, dans le *cholera-morbus*, au moins pendant sa première période; car, à l'ouverture des personnes qu'il a enlevées rapidement, on ne trouve presque jamais de traces d'inflammation, comme l'a remarqué M. Ferus, auquel nous devons un excellent article sur cette maladie (1). Mais il s'agit principalement ici du vomissement nerveux qui est symptomatique des autres maux de nerfs. On a vu qu'il se rencontrait quelquefois dans la gastralgie simple ou hypocondriaque, et M. Louyer-Villermay cite des cas d'hystérie où ce symptôme existait. « Une demoiselle âgée de 16 ans, après quelques jours de malaise, et par suite d'un amour contrarié, éprouva des accès d'hystérie caractérisés par la suffocation, le sentiment d'une boule, les palpitations, une sorte de cri ou de *clangor* analogue au bruit qui accompagne la toux dans la coqueluche, etc. Au bout d'un mois, il s'y joignit le vomissement de toute substance solide ou liquide : ce vomissement avait lieu une heure après les repas, sans efforts et comme par régurgitation. Il résista pendant quinze à vingt jours à l'eau de Seltz, à l'eau de gomme, au vésicatoire sur l'épigastre et aux sangsues. Peu après, il céda au *vin d'absinthe* pris chaque jour à la dose

---

(1) *Dictionnaire de Médecine*, tome V.

d'une once. Les premiers alimens que la malade put digérer, furent des œufs durs et de la salade, dont naguère elle ne pouvait faire usage. » La mélancolie peut également s'accompagner de vomissemens spasmodiques. Pinel nous en a fourni un exemple, que nous avons rapporté dans le premier chapitre de cet ouvrage. (*Voy*. XXIIe observation.)

Enfin, il existe un troisième vomissement nerveux, et c'est le plus fréquent. On s'imagine bien que je veux parler de celui qui est sympathique. Un grand nombre de maladies peuvent le produire : on observe néanmoins qu'il dépend ordinairement des lésions des organes avec lesquels l'estomac a des sympathies plus étroites. Ainsi, les maladies des intestins, du cerveau, des reins et de *l'uterus*, le déterminent plus souvent que celles des autres parties du corps. Lorsque ce vomissement est l'effet sympathique de *l'entérite*, de la *céphalite*, de la *néphrite* et de la *métrite*, je pense, avec M. Gaultier de Claubry, qu'il perd bientôt son caractère nerveux pour devenir inflammatoire, parce que ces phlegmasies se répètent facilement sur le principal organe de la digestion. Mais je ne puis accorder à ce médecin qu'il en soit de même quand le vomissement dont il s'agit est l'effet d'une affection non phlegmasique : dans les cas, par exemple, où il résulte de l'hydropisie essentielle du cerveau (1),

______

(1) M. Andral fils, parle d'une fille de trois ans, qui

du passage d'un calcul dans l'uretère, des vers intestinaux, etc., il conserve long-temps sa *nervosité;* je suis même disposé à croire qu'il la conserverait pendant toute sa durée, si nulle autre cause que l'irritation nerveuse qui le produit, ne contribuait au développement de la phlogose gastrique. Il m'est encore plus difficile de croire que le vomissement nerveux des femmes enceintes doive nécessairement occasionner cette phlogose, et qu'elles ne parviennent à éviter la gastriste qu'en se mettant au régime. Je l'avoue, cet exemple, choisi par notre confrère, pour combattre mon opinion, ne me prouve nullement que je sois dans l'erreur. Certes, je lui sais bon gré du conseil qu'il veut bien me donner d'étudier la médecine physiologique; mais, à parler franchement, je ne vois pas la nécessité d'approfondir une doctrine qui fait naître des idées aussi exagérées, pour ne rien dire de plus. Car la vérité est que la plupart des femmes font peu d'attention au vomissement qu'elles éprouvent pendant leur grossesse; que ce phénomène ne les empêche point de manger comme à l'ordinaire, si elles conservent de l'appétit, et qu'elles ne sont cependant presque jamais atteintes de gastrite par le seul effet de l'irritation nerveuse

---

avait une hydropisie du cerveau et des vomissemens, à la suite desquels l'estomac n'a présenté aucune trace d'inflammation.

de l'estomac, bien qu'elle se prolonge plusieurs mois, et quelquefois même jusqu'à la fin de la gestation.

Au reste, si on désire savoir ce qui peut arriver en regardant les vomissemens de l'état de grossesse comme des signes d'une gastrite immitente ou déclarée, je vais le dire en peu de mots. Une dame qui avait eu trois fausses couches, devint enceinte pour la quatrième fois. Quelques douleurs d'estomac et des vomissemens se sont manifestés à la première période de la gestation. Son médecin, qui est physiologiste, crut à l'existence d'une gastro-entérite chronique, et prescrivit un traitement antiphlogistique rigoureux. Les symptômes gastriques ont fait des progrès, les forces sont tombées, et l'embonpoint a disparu. Le médecin eut alors de l'inquiétude, et en fit part au mari, par voie indirecte. Alarmé de la situation de son épouse, celui-ci a eu recours au professeur Dubois, qui, reconnaissant l'erreur, n'a conseillé que l'air de la campagne et une bonne nourriture. La malade fut conduite à Meudon, dans un tel état de faiblesse, qu'en arrivant il a fallu la porter de la voiture jusqu'à l'appartement qui lui était destiné. Au bout d'un mois, cette dame était presque entièrement rétablie. Et il ne serait pas permis de s'élever avec force contre une théorie qui fait commettre de pareilles *bévues!* car c'est ici le mot propre. Je suis fâché de m'en servir; mais je ne sais appeler les choses que par leur véritable nom.

XVIII. *Malacie*, *Pica*. Ces deux mots ont à peu près la même signification; l'un et l'autre désignent la dépravation du goût. S'il y a une différence entre la malacie et le pica, elle consiste seulement en ce que, dans la première, les désirs se portent sur des substances inusitées comme alimens, mais qui peuvent cependant nourrir; tandis que, dans le second, l'appétit se porte vers des objets qui ne contiennent aucun principe nutritif. Quoi qu'il en soit de cette distinction, peu importante pour la pratique, la malacie, ou la perversion de l'appétit, est une névrose gastrique, qui accompagne quelquefois la gastralgie, comme nous l'avons dit dans la description générale, et qui peut aussi exister seule, c'est-à-dire sans douleur d'estomac, et sans aucun autre phénomène nerveux.

Nous ne devons parler ici que de cette dernière espèce. On l'observe principalement chez les enfans délicats, les filles chlorotiques et les femmes enceintes. Dans le premier cas, la maladie est idiopathique; on croit qu'elle l'est aussi dans le second; mais dans le troisième elle est évidemment sympathique. Cette affection est connue depuis long-temps, et les exemples en sont très-multipliés dans les auteurs. « Il est très-fréquent de voir des enfans languissans, à l'âge de trois ou quatre ans, dévorer secrètement, pendant des mois et des années, le mortier des murs, de la poussière, de la craie, du charbon ou tout autre objet semblable. Roderic à Castro cite l'histoire d'une femme qui mangea vingt livres de poivre, et celle d'une autre qui ne vivait que de glace. Van-Swieten parle d'une dame qui n'avait pas de plus grand plaisir que de boire beaucoup de vin, quoiqu'elle fût naturellement très-sobre. Une autre, suivant Sennert, qui rapporte beaucoup de faits de ce genre, avalait deux livres de craie et de pierre broyées, sans en être incommodée. Une fille a avoué à Sauvages qu'elle avait mangé jadis, avec un plaisir infini, la croûte qui s'attache aux murailles des latrines. » J'ai vu moi-même une femme qui faisait sécher ses matières fécales, et les mangeait ensuite avec délices. « Zacutus Lusitanus a connu une demoiselle qui ayant, par mégarde, goûté ses excrémens, en fit après sa nourriture favorite, au point qu'elle ne pouvait s'en passer sans être malade. Une autre mangeait jusqu'à deux livres de sel par jour, ce qui lui attira une diarrhée bilieuse. Tulpius rapporte qu'une femme mangea impunément quatorze cents harengs salés pendant sa grossesse. On lit dans les Transactions philosophiques, année 1767, l'histoire d'une femme qui, dégoûtée de tous les alimens, s'introduisait le canon d'un soufflet dans la bouche, faisait aller elle-même cet instrument,

et avalait, à longs traits et avec délices, l'air qui
en sortait. Cette dépravation du goût entraîne
quelquefois à des actes de fureur. Langius cite
l'observation d'une femme des environs de Co-
logne, qui, désirant manger de la chair de son
mari, l'assassina pour satisfaire son féroce appétit,
et en sala une grande partie pour prolonger son
plaisir.

» Il est des femmes qui, dès le moment qu'elles
conçoivent, prennent du dégoût pour certains alimens qu'elles aimaient beaucoup auparavant. Baudelocque assure qu'une femme prit tout à coup de
l'aversion pour le vin, immédiatement après avoir
cohabité avec son mari. On remarque quelquefois,
au contraire, des femmes qui sont tourmentées
par un goût exclusif pour certaines substances.
Baudelocque rapportait, dans ses leçons, avoir
connu des femmes, dont les unes aimaient pas-
sionnément le marc de café, d'autres le charbon,
quelques-unes la cire à cacheter, certaines du poisson cru volé, d'autres enfin du foin arraché à une
voiture au moment où elle passe dans la rue. Sauvages a connu une femme qui, lorsqu'elle était
enceinte, ne se nourrissait que de pain bis, le plus
noir qu'elle pouvait trouver. Il a aussi vu une
femme enceinte, qui s'occupait, pendant des mois,
de ce qu'elle mangerait, sans rien trouver de son
goût; elle désirait ardemment ce qu'elle ne con-
naissait pas. En 1788, il y avait à la Salpétrière

une femme qui prenait tous les jours trois ou quatre cuillerées à bouche de cendre et quelques charbons, qu'elle croquait comme une dragée. M. Murat connaît une femme qui, dans une grossesse, mangeait avec délices et abondance du marc de café arrosé de vinaigre à l'estragon. Une femme, dit Roderic à Castro, avait envie de manger un peu de l'épaule d'un boulanger, et elle le désirait si fort, que son mari fut contraint de prier le boulanger de permettre à sa femme de lui mordre l'épaule, pour la guérir d'une maladie qui était incurable sans ce moyen : le boulanger ayant souffert les deux premières morsures, ne put consentir à s'en laisser faire une troisième. » (1)

On n'en finirait point, si l'on voulait faire mention de tous les désirs bizarres et de toutes les envies singulières que les filles chlorotiques et les femmes grosses peuvent éprouver ; le nombre en est infini, et ils sont presque aussi variés qu'il y a d'objets dans la nature : il existe peu de substances, en effet, même parmi celles qui répugnent le plus dans l'état de santé, qui ne puissent être convoitées par les personnes atteintes de la névrose stomacale appelée malacie ou pica. Mais, au milieu de ce désordre, il y a deux remarques importantes à faire : la première, c'est que les malades appè-

***

(1) *Dictionnaire des Sciences médicales*, tom. **XXX**, article Malacie, par MM. Murat et Patissier.

tent souvent ce qui leur convient. Ainsi, quand ils recherchent du plâtre, de la craie, du charbon, etc., les absorbans leur sont avantageux, pour détruire les mucosités gluantes et insipides dont leur estomac est surchargé, et qu'ils vomissent ordinairement le matin, lorsqu'ils sont à jeûn. Cet instinct de la nature existe dans d'autres maladies nerveuses de l'appareil digestif ; je l'ai observé plusieurs fois dans la gastralgie, et je l'ai éprouvé moi-même : je désirais ardemment des alimens secs, comme de la croûte de pain, et je m'en trouvais beaucoup mieux que des liquides. La seconde remarque à faire, c'est que les individus dont l'appétit est dépravé, avalent fréquemment de grandes quantités de substances malsaines et dégoûtantes, sans en être incommodés ; d'où l'on peut conclure que leurs digestions se font parfaitement bien, et qu'ils n'ont pas, par conséquent, d'inflammation gastrique.

Chez les enfans délicats et les filles qui ont les pâles-couleurs, la malacie peut durer des années entières ; chez les femmes enceintes, elle a lieu non seulement pendant les premiers mois de la grossesse, mais quelquefois elle se prolonge jusqu'à-près l'accouchement. Du reste, cette affection n'a rien de fâcheux, et disparaît d'elle-même après la cessation de la cause qui l'entretenait ; autre preuve évidente qu'elle ne dépend pas d'une phlegmasie de la muqueuse digestive ; car la véritable gastrite chronique ne se dissiperait pas aussi facilement : la mort en serait même souvent le résultat; ce qui n'arrive peut-être jamais par le seul fait de la névrose dont nous venons de parler.

XIX. *Anorexie*. L'anorexie symptomatique est extrêmement fréquente; elle existe dans presque toutes les maladies aiguës, et dans un grand nombre de maladies chroniques. Il faut pourtant en excepter les névroses, et notamment celles du principal organe de la digestion. En effet, l'appétit y est quelquefois diminué, souvent perverti, déréglé ou augmenté; mais, chose singulière et digne d'être remarquée, à cause de son importance pour le diagnostic, on voit peu de gastralgies, d'hypocondries, de vomissemens nerveux, etc., dans lesquels le désir d'alimens se trouve tout-à-fait anéanti, à moins que ces névroses ne soient compliquées d'une autre lésion pathologique. Or, si l'anorexie complète s'observe rarement comme symptôme des autres affections nerveuses de l'estomac, on doit bien penser qu'il est encore plus rare de rencontrer l'anorexie essentielle, c'est-à-dire indépendante d'une autre affection, et constituant par elle-même toute la maladie.

Ce n'est pas que les histoires d'anorexie manquent dans les livres : les auteurs, et Sennert en particulier, en citent, au contraire, une multitude considérable; mais, dans la plupart de ces faits, le défaut d'appétit dépendait évidemment d'une autre affection , et quelques-uns se rapprochent tellement du merveilleux , qu'il est difficile d'y ajouter foi : de manière qu'après avoir mis de côté tous ceux où le dégoût était symptomatique, et ceux qui ne peuvent inspirer aucune confiance, il en reste très-peu dans lesquels on puisse reconnaître une véritable anorexie idiopathique. L'observation suivante, citée par Pinel, d'après Stahl, quoique l'une des plus concluantes que je connaisse, est encore loin de satisfaire un esprit exact.

« Une femme, âgée de trente ans, d'un tempérament lymphatique et mélancolique, ne suivant aucune règle relativement à la nourriture et à l'air, est affectée, pendant deux jours, de nausées et de vomissemens; elle rejette beaucoup de matières visqueuses foncées en couleur (*médicamens composés de substances astringentes et d'opium*). Suppression du vomissement, mais nul retour de l'appétit, nul sentiment de la faim. Le peu d'alimens que la malade prend, occasionne aussitôt un léger dégoût, qui empêche de prendre de nouveaux alimens; décoloration et langueur générale. » Qu'est devenue cette femme? c'est ce que l'on ne dit pas, et c'est pourtant ce qu'il aurait fallu dire, si on voulait que le fait devînt utile à la science. L'année dernière, j'en ai observé un qui s'approche davantage des conditions nécessaires pour commander la conviction, sans les remplir entièrement.

Madame L......, âgée de cinquante-deux ans, d'un tempérament lymphatique, a toujours éprouvé, depuis son enfance, un dégoût prononcé pour les viandes sèches ; elle ne mangeait que des viandes très-grasses, ou préparées avec des sauces à la graisse, du poisson et des légumes. Avec ce régime, et en menant une vie sédentaire, madame L... acquit une forte corpulence, et jouit d'une bonne santé, jusqu'à l'époque de son temps critique, qui eut lieu vers sa quarante-huitième année. Dès-lors, l'appétit commença à diminuer, et, la malade mangeant moins, l'embonpoint se dissipa aussi graduellement. Toutefois, elle ne se trouvait pas assez incommodée, et le mal ne faisait pas des progrès assez rapides pour qu'elle jugeât à propos de demander des conseils. Il y avait plus de trois ans que l'inappétence et le dépérissement existaient, lorsque je fus demandé. La langue était blanche et la peau décolorée ; l'épigastre, exploré attentivement, n'offrait rien d'extraordinaire ; il n'y avait jamais eu de douleur d'estomac, ni vomissemens, ni diarrhée ; les bouillons et le café au lait, seuls alimens que la malade pût avaler, et qu'elle *buvait* par raison, étaient parfaitement digérés : point de fièvre, sommeil excellent, meilleur même que dans l'état naturel. Les moyens les plus capables d'exciter la faim, tels que l'eau magnésienne, l'osmazome, les vins de quinquina et d'absinthe, etc., furent employés inutilement, mais aussi sans aggraver la maladie, qui continuait sa marche comme si elle eût été abandonnée à la nature. Je demandai une consultation, et M. le professeur Fouquier a été appelé. D'après son avis, on a fait usage du sulfate de quinine incorporé dans l'extrait de genièvre, de quelques boissons excitantes, d'un peu de vin de Malaga, de frictions générales et de bains composés avec l'écorce de chêne et les plantes aromatiques. Sans provoquer un appétit décidé, ce nouveau traitement a fait du bien; la répugnance pour les alimens n'était plus insurmontable; madame L... pouvait prendre et digérer des potages et des huîtres, ses forces revenaient un peu, et je commençai à espérer de la voir rétablir, lorsqu'elle eut la douleur de perdre son mari, enlevé en trois jours, par un catarrhe suffocant. De ce moment, elle est retombée dans son premier état, et a succombé six semaines après, réduite au dernier degré du marasme.

L'autopsie n'ayant pas été faite, par des raisons indépendantes de ma volonté, il m'est impossible d'affirmer que cette dame n'a pas eu de lésion organique de l'estomac ou de quelque autre viscère de l'abdomen; mais rien ne prouve qu'elle ait été atteinte d'une altération de ce genre : l'abolition complète du sentiment de la faim, la chute des forces et le dépérissement, suites inévitables du défaut d'alimentation, ont été les seuls symptômes caractéristiques de la maladie ; d'où je suis porté à croire que c'était là une *anorexie* idiopathique, une affection purement nerveuse du principal organe digestif, amenée lentement par la nourriture atonique dont madame L... faisait habituellement usage. Ce qui semble confirmer mon opinion, c'est que la malade, naturellement d'un caractère doux et un peu indolente, est devenue irritable et très-susceptible ; c'est que les variations de l'atmosphère et les changemens de température exerçaient une grande influence sur sa situation, comme cela arrive dans toutes les maladies où le système nerveux est plus spécialement affecté. Il est difficile de se persuader, d'ailleurs, qu'une phlegmasie chronique, ou un squirrhe de l'estomac, puisse exister aussi long-temps sans produire de douleurs, sans occasionner de vomissemens, et sans troubler les digestions. Enfin, ces affections se seraient aggravées par l'emploi des stimulans et des toniques actifs ; tandis qu'ils avaient sensiblement amélioré l'état de la malade, et l'auraient peut-être guérie, si un violent chagrin n'en eût pas arrêté les effets avantageux.

XX. *Boulimie.* On ne peut faire un pas en médecine physiologique sans rencontrer des inconséquences. Je n'ai point entrepris de relever toutes celles dont nos réformateurs, qui en ont tant reproché aux autres, se sont rendus coupables sur la partie que je traite, cela m'aurait entraîné beaucoup trop loin; mais il en est une qui me paraît assez curieuse, et qui est en même temps assez grave, pour que je demande la permission de la signaler en passant. Elle est relative à la boulimie nerveuse, la seule dont je doive m'occuper, parce que l'appétit extraordinaire dû à un vice d'organisation de l'estomac, à l'ouverture du canal cholédoque dans cet organe, à l'absence de la vésicule du fiel, ou à quelque autre cause semblable, est étranger à mon sujet. Du reste, il en est de cette boulimie comme des autres névroses gastriques; elle peut exister isolément, ou ne constituer qu'un symptôme de la gastralgie; mais les réflexions critiques auxquelles je vais me livrer, s'appliquent à ces deux circonstances.

Après avoir enseigné qu'un appétit trop violent occasionne l'inflammation de la muqueuse gastro-intestinale, et que l'éréthisme nerveux dans lequel consiste cet appétit, n'est autre chose que le premier *pas* d'une gastro-entérite, les médecins physiologistes font cependant jeûner, pour ne pas dire qu'ils laissent mourir de faim, les personnes qu'ils croient menacées ou déjà atteintes de cette inflammation. Ils ne s'aperçoivent donc pas que leur pratique est ici en contradiction formelle avec leur théorie. Car, en supposant que les besoins excessifs de manger entraînassent nécessairement la gastro-entérite, et que l'éréthisme qui les constitue formât le commencement de cette phlegmasie, la première indication à remplir, pour la prévenir ou arrêter ses progrès, serait encore d'apaiser ces besoins par une quantité suffisante de nourriture, attendu qu'il est de règle générale en médecine de commencer le traitement d'une maladie par l'éloignement des causes qui l'ont produite et qui peuvent l'entretenir. Eh bien ! dans le cas dont nous parlons, ces médecins font précisément tout le contraire : au lieu d'éloigner la cause pour annuler les effets, ils l'entretiennent comme moyen de guérison. Quoi ! d'un côté, vous soutenez qu'un appétit immodéré concourt au développement et à la prolongation de la gastro-entérite chronique, et de l'autre, c'est en faisant supporter la faim à vos malades que vous prétendez les guérir ou les préserver de cette inflammation ? Aussi la trop grande sévérité que vous leur imposez dans le régime contribue-t-elle beaucoup aux déplorables résultats de votre traitement.

Cette sévérité ne convient que dans les cas où la muqueuse digestive est décidément enflammée, et alors on a rarement besoin de la prescrire aux malades : ils se mettent presque toujours d'eux-mêmes à la diète, parce qu'ils n'ont aucun désir de prendre de la nourriture ; mais tant qu'ils conservent de l'appétit, il est à peu près certain que la maladie n'est que nerveuse, qu'il n'y a pas de gastro-entérite ; et le meilleur moyen pour empêcher le développement de cette phlegmasie, c'est de les laisser manger avec modération.

Il ne faut pas s'imaginer, néanmoins, que ce soit toujours en causant l'inflammation de la muqueuse digestive, que la faim démesurée produit de mauvais effets : pour l'ordinaire, ce n'est qu'en exaspérant de plus en plus la sensibilité nerveuse de l'estomac, qu'elle devient nuisible ; et cette exaspération est si peu de nature inflammatoire, que la gastralgie qui en résulte peut durer plusieurs années de suite, se dissiper, et revenir à des époques plus ou moins éloignées, sans s'accompagner de phlogose gastrique. Je ne dis pas cependant que l'éréthisme nerveux qui donne lieu à un appétit dévorant ne conduise jamais à la gastro-entérite ; je suis persuadé, au contraire, qu'il y conduit quelquefois, surtout lorsque d'autres circonstances concourent en même temps à la production de cette phlegmasie. Mais, fondé sur l'expérience, je soutiens que l'éréthisme en question est le plus souvent simple, et dégagé de tout mélange phlegmasique, comme nous l'avons déjà dit pour les gastralgies en général, dont il n'est qu'une variété. Ainsi, la faim canine est une cause directe de gastralgie, et seulement une prédisposition à la gastro-entérite. La comparaison suivante, d'une exactitude incontestable, rendra mon idée plus intelligible.

L'appétit vénérien, porté même à un haut degré, n'entraîne pas nécessairement l'inflammation des parties génitales ; l'orgasme qui le constitue peut se répéter fréquemment et durer long-temps sans que ces parties soient atteintes de la moindre phlogose ; mais qu'à cet orgasme se joignent des causes d'inflammation , comme l'abus des spiritueux , l'usage des cantharides , la suppression d'une hémorrhagie habituelle , etc. , les parties génitales s'enflammeront facilement. La même chose a lieu pour l'appétit alimentaire : l'irritation nerveuse dans laquelle il consiste peut être fort intense et se renouveler tous les jours , sans que pour cela l'estomac et les intestins deviennent nécessairement le siége d'une inflammation ; mais si la personne qui éprouve un excès d'appétit, use des stimulans, ou si le flux hémorrhoïdal par exemple, auquel elle pouvait être sujette, s'est supprimé, ces organes s'enflammeront avec la plus grande facilité.

Veut-on une autre comparaison : elle aura l'avantage d'être prise dans le système digestif même, et de fournir, par conséquent, une induction encore plus concluante. Lorsque la faim dépasse ses limites naturelles , les glandes salivaires , leurs conduits excréteurs, et la muqueuse buccale, sont dans un état d'éréthisme tout-à-fait analogue à celui de l'estomac. Le malade en a connaissance par le sentiment d'une tension douloureuse qu'il éprouve dans ces parties; la salive est sécrétée plus abondamment que de coutume; ce liquide jaillit dans la bouche avec une force remarquable, et donne lieu à une sputation continuelle. Souffrez la faim, cependant, aussi long-temps que vous le voudrez, cette sur-activité de votre appareil salivaire n'entraînera pas son inflammation, à moins qu'il ne soit soumis en même temps à l'action de quelque autre cause stimulante.

Deux réflexions bien simples doivent se présenter à l'esprit des médecins, sur l'appétit extraordinaire qui caractérise souvent les affections nerveuses de l'estomac. 1° S'il annonçait réellement une gastro-entérite chronique, comme on l'assure, tous les individus qui éprouvent de vifs besoins de manger, la plupart des convalescens entre autres, chez lesquels la faim est ordinairement insatiable, seraient atteints, ou au moins fortement menacés, de cette maladie; ce qui est par trop contraire à l'observation pour qu'il soit possible de l'admettre. 2° Si le premier degré de l'état inflammatoire de l'estomac exaspérait la faim, elle devrait être d'autant plus grande que cet organe se trouverait plus enflammé; en d'autres termes, si une légère gastrite augmentait l'appétit, une gastrite plus forte devrait l'augmenter davantage; tandis qu'il est de notoriété médicale que le dégoût de la nourriture est le symptôme le plus constant des phlegmasies de la muqueuse digestive.

Examinez ce qui se passe dans les gastro-entérites

aiguës de toute espèce, primitives ou secondaires. Le besoin de manger ne cesse-t-il pas complétement plusieurs jours avant que la maladie ne soit déclarée, pour revenir dans la convalescence, c'est-à-dire quand l'inflammation du canal digestif a disparu ? Il n'est pas même nécessaire que les lésions aiguës de l'estomac et des intestins s'élèvent au degré d'une véritable gastro-entérite, pour que la faim soit anéantie ; les irritations gastriques qui ont lieu dans la plupart des fièvres dites essentielles, et dans une multitùde d'autres affections pathologiques, produisent toujours cet effet : en un mot, la faim est anéantie dans toutes les maladies aiguës dans lesquelles la muqueuse gastro-intestinale est enflammée, ou seulement irritée, soit idiopathiquement, soit d'une manière sympathique. Cette loi générale est si constante, qu'il serait difficile d'en citer des exceptions.

Or, s'il est prouvé que les phlegmasies et les simples irritations aiguës de l'estomac détruisent l'appétit, on ne peut pas raisonnablement soutenir que son inflammation chronique l'augmente. Que la gastrite latente n'anéantisse pas ce besoin aussi complétement que la gastrite aiguë, cela se conçoit, l'intensité des effets doit être proportionnée à la violence de la cause ; mais avancer que la première le rend plus fort que dans l'état naturel, quand on est obligé de convenir que la seconde l'annulle tout-à-fait, ou, pour parler autrement, regarder la boulimie comme un effet de la gastro-entérite chronique, pendant qu'il est incontestable que la gastro-entérite aiguë entraîne le dégoût des alimens, c'est vraiment une absurdité.

Pour être conséquent, il faut nécessairement admettre que l'éréthisme qui produit la faim *canine* n'est pas de même nature que la phlegmasie et l'irritation qui occasionnent l'anorexie. Il est impossible de croire, en effet, que ces deux symptômes opposés naissent de l'état inflammatoire seul, plus ou moins développé, de la muqueuse digestive. Un contraste aussi frappant peut exister dans la gastralgie, par la raison que les maladies qui consistent dans l'exaltation et l'aberration de la sensibilité nerveuse donnent lieu à beaucoup d'anomalies, aux phénomènes les plus disparates. De là les variétés et les bizarreries qu'on remarque dans l'appétit des sujets atteints de névrose gastrique; bizarreries telles, qu'il arrive souvent que le même malade est tantôt affamé et tantôt dégoûté de toute nourriture; que la même personne a une répugnance insurmontable pour certains alimens et des désirs irrésistibles pour certains autres, comme on le voit chez beaucoup de filles chlorotiques et de femmes enceintes.

Mais ce contraste et cette incohérence ne se rencontrent pas dans la gastro-entérite simple, attendu que les symptômes des phlegmasies sont, en général du moins, permanens, réguliers, coordonnés entre eux, en harmonie avec la lésion qui les détermine, et n'offrent des variations remarquables que sous le rapport de leur intensité. Ainsi l'inappétence, qui s'observe toujours dans les gastro-entérites aiguës, est également un symptôme invariable de la gastro-entérite chronique ; elle persiste sans interruption depuis le commencement jusqu'à la fin de cette phlegmasie gastro-intestinale : le retour de l'appétit annonce la terminaison de la maladie. S'il est vrai que l'inflammation latente de la muqueuse digestive s'accompagne quelquefois de besoins excessifs de manger et de désirs fantasques, c'est qu'elle est alors compliquée de gastralgie, comme cela arrive dans certains cas, dont nous ne parlerons pas maintenant, pour ne point anticiper sur ce que nous avons à en dire par la suite. Je dis que la gastro-entérite chronique est alors compliquée de gastralgie, parce que ces besoins et ces désirs tiennent à une névrose de l'estomac, et non à l'inflammation de cet organe, et que dans toutes les circonstances où ils existent, on peut affirmer qu'il y a affection nerveuse du système digestif.

Enfin, les faits, dont l'autorité a encore plus de poids que celle de l'analogie et du raisonnement, prouvent aussi que les médecins physiologistes nous induisent en erreur, lorsqu'ils soutiennent que la faim démesurée indique toujours une phlegmasie imminente, ou déclarée, de la muqueuse digestive. S'il en était ainsi, j'aurais eu une gastro-entérite épouvantable, attendu que j'ai souffert ce besoin pendant une année, et à un degré extrême. Quel est cependant le médecin sans prévention, qui, après avoir lu attentivement la première observation de cet ouvrage, ne dira pas que cette maladie était purement nerveuse? Plusieurs autres personnes, affectées de la même maladie que moi, et qui sont venues me consulter, après avoir été traitées par des médecins de la nouvelle école, m'ont présenté le même phénomène, c'est-à-dire un appétit excessif et de longue durée, sans inflammation gastrique.

Un homme que j'ai soigné, conjointement avec M. Léveillé, pour un abcès de l'œsophage, a supporté la faim et la soif pendant quatorze jours, sans pouvoir avaler une seule goutte de liquide. L'introduction forcée de la sonde ayant été reconnue dangereuse, on s'est borné à soutenir les forces par des lavemens nutritifs, et à étancher la soif avec des collutoires. Certes, si la faim entraînait inévitablement la gastrite, voilà un cas où cette inflammation aurait existé, d'autant plus que cet homme est d'un tempérament sanguin, et que les besoins de boire et de manger qu'il a éprouvés ont été excessifs. Tout prouve cependant que son estomac n'a pas été enflammé, puisque ses digestions se sont fort bien faites, et que sa santé est revenue promptement, aussitôt que le passage des alimens a été rétabli, par la rupture et l'évacuation spontanées de la collection purulente.

On lit dans le onzième numéro de la *Revue Britannique* le fait de l'infortuné *Antoine Viterbi*, qui prit la courageuse résolution de se faire mourir de faim, pour s'épargner l'ignominie d'une exécution publique, et priver ses ennemis de la satisfaction de le voir monter sur l'échafaud. Rien n'est plus intéressant que le journal, d'abord écrit par lui-même, et ensuite sous sa dictée, de tout ce qu'il a souffert pendant l'abstinence complète à laquelle il s'était condamné. Eh bien! quoique ce touchant récit contienne les détails les plus minutieux, on n'y trouve aucun symptôme de gastrite, si ce n'est une soif intense, qui ne suffit pas pour la caractériser. *Viterbi* répète souvent, au contraire, que l'estomac et les intestins étaient dans la quiétude la plus parfaite, qu'il n'éprouvait pas la moindre douleur dans ces parties. La faiblesse et l'intermittence du pouls, des vertiges et des syncopes, ont été les phénomènes les plus remarquables de cette agonie, qui s'est terminée le dix-huitième jour par une mort digne de *Socrate*.

Ne connaît-on pas d'ailleurs les histoires de certains individus, qui dévorent des quantités énormes de nourriture, et dont la voracité les porte même à se repaître des objets les plus dégoûtans? Percy en a rapporté plusieurs dans le *Journal de Méde-*

cine ; on en trouve aussi de très-curieuses dans l'important ouvrage de M. le professeur Leroux (1). Ces grands mangeurs n'ont pas de gastro-entérite néanmoins : la boulimie qui les tourmente, au lieu d'être l'indice d'une inflammation gastrique, comme on le croit aujourd'hui, est positivement une preuve du contraire ; et la facilité avec laquelle ils digèrent les substances qu'ils s'introduisent dans l'estomac, prouve encore contre l'existence de cette inflammation. Car le manque d'appétit et l'impossibilité de digérer étant, d'après l'auteur de l'*Histoire des Phlegmasies chroniques*, des symptômes constans de gastrite latente, il en résulte nécessairement que l'appétence et l'accomplissement des digestions sont des signes négatifs de cette gastrite. Il est vrai que cet auteur ne professe plus la même opinion ; mais je m'en tiens à son premier ouvrage, qui passe, aux yeux de presque tous les médecins, pour être le meilleur, et le plus conforme à l'expérience clinique. On peut donc établir en principe général, et regarder comme une chose certaine, autant qu'il est possible de le faire en médecine, que les malades qui ont faim et qui digèrent, ne sont point affectés de gastro-entérite, quels que soient d'ailleurs les symptômes qu'ils éprouvent.

---

(1) *Cours sur les généralités de la médecine pratique, et sur la philosophie de la médecine.*

Je me résume : le sentiment de la faim ne dépend que d'une excitation nerveuse de l'appareil
digestif. La lésion qui constitue la gastro-entérite
peut résulter accidentellement, et résulte quelquefois en effet, de cette excitation portée à un
haut degré ; mais elle n'en est pas la continuation,
ni une suite nécessaire : ce sont là deux choses parfaitement distinctes, puisqu'elles existent presque
toujours séparément. Ces deux états morbides
peuvent se succéder, mais ils ne marchent pas souvent ensemble. Telle est même leur différence de
nature, qu'il est permis de dire que la présence de
l'un doit généralement faire présumer l'absence
de l'autre. Ma pratique m'autorise à penser, du
moins, que les cas de douleurs d'estomac avec boulimie sont tous, ou à peu près tous, des névroses
gastriques ; et l'on sait que l'appétit manque peut-
être constamment dans les inflammations fortement prononcées de la muqueuse gastro-intestinale.

Ainsi, on a tort de dire que l'éréthisme dans
lequel consiste la faim extraordinaire, est le premier *pas* d'une gastro-entérite ; on a tort surtout
de le traiter comme si c'était réellement une phlegmasie. Il est vrai que le traitement antiphlogistique
sévère peut calmer la violence de l'appétit ; mais
c'est en augmentant la susceptibilité de l'estomac
et la mobilité nerveuse générale ; c'est en détermi-
nant l'hypocondrie ou l'imbécillité, et quelquefois

la folie. La cinquième observation que nous avons rapportée est une preuve de ce dernier résultat, et un médecin de ma connaissance en a vu un autre exemple frappant chez une dame qui, après avoir été soumise au traitement antiphlogistique, et souffert la faim pendant deux ou trois mois, à cause d'une prétendue gastro-entérite chronique, a d'abord perdu complétement la raison, et a succombé au bout de quelque temps d'aliénation mentale. Quoique partisan de la doctrine physiologique, le médecin qui m'a rapporté ce fait n'a pu résister à l'évidence ; il a eu la franchise de convenir que cette dame était morte victime de la théorie que nous combattons. Encore une fois, ce qui produit la boulimie, pour laquelle *Hippocrate* conseille le vin pur (*Aph.* 21, sect. II). n'est pas une inflammation de la muqueuse digestive; c'est un état essentiellement nerveux de l'estomac, une variété de la gastralgie, laquelle diffère autant de la gastrite qu'une névrose de l'œil, par exemple, diffère de l'ophtalmie, et ne passe pas aussi facilement qu'on le croit à l'état phlegmasique. Contraire à la raison, et démentie par les faits, l'identité de ces affections doit être repoussée comme une innovation dangereuse, enfantée par la manie de ramener presque toutes les maladies à l'inflammation, et, qui pis est, à un seul mode inflammatoire.

Ici se termine ce que nous avions à dire sur le diagnostic des névroses gastriques. Il me serait facile d'en multiplier les exemples : depuis qu'une cruelle expérience m'a appris à les connaître, ma pratique m'en a fourni une grande quantité. Je puiserais aussi d'autres observations de ce genre dans les auteurs, notamment dans *Trnka* (1), où on en trouve de fort intéressantes, si je ne pensais pas que les faits dont j'ai rendu compte, et les descriptions générales que j'en ai tracées, suffisent pour donner une idée de ces névroses, et faire sentir la nécessité de les distinguer soigneusement de la gastro-entérite chronique. Il importe d'autant plus de ne pas les confondre, que ce qui guérit les phlegmasies de l'estomac, peut exaspérer et même créer ses maladies nerveuses, et que les moyens curatifs de celles-ci sont contraires dans celles-là. D'ailleurs, que dirait-on d'un médecin qui confondrait les névralgies sous-orbitaires avec les inflammations de la joue? Cette manière de voir n'aurait cependant rien de plus absurde que de prendre les gastralgies pour des gastro-entérites. On ne peut donc pas assimiler les névroses de l'estomac aux phlegmasies de cet organe, sans encourir le reproche de tout embrouiller à force de vouloir tout éclaircir, et de compromettre gravement la vie des hommes.

C'est pourtant ce que l'on fait aujourd'hui : la gastro-entérite latente ne paraît être si commune,

---

(1) *Historia cardialgiæ.*

que parce qu'on considère les névroses gastriques comme des inflammations. Quand on sera revenu de cette opinion erronée, on verra que les affections nerveuses du système digestif se rencontrent bien plus souvent que sa phlegmasie chronique. Je ne dis pas pour cela que cette dernière soit aussi rare qu'on le croyait autrefois ; je pense seulement que l'imagination des médecins physiologistes en exagère beaucoup trop la fréquence.

Le docteur *Briand*, auteur d'un Manuel de médecine légale, a été consulté par un homme d'environ quarante ans, pour de violentes douleurs d'estomac, accompagnées d'une consomption très-avancée. Cet homme avait été guéri, six mois auparavant, d'une fièvre bilieuse, et l'on sait ce qu'est cette maladie en langage physiologique. Considérant que le malade avait éprouvé une gastro-entérite aiguë, le docteur n'hésita pas à penser qu'il avait actuellement une gastro-entérite chronique, par la raison toute simple que ces deux phlegmasies se succèdent avec la plus grande facilité. D'ailleurs, on ne pouvait méconnaître, selon ce médecin, l'inflammation gastro-intestinale, portée même à son plus haut degré. Après avoir établi un pronostic fâcheux, il ordonna l'application de douze sangsues à la région épigastrique, un cataplasme émollient, qu'on devait arroser avec du *laudanum*, et une tisane de coquelicot édulcorée avec le sirop de guimauve. Ce traitement a été prescrit bien plus pour ne pas avoir l'air d'abandonner le malade à une mort certaine, que dans l'espoir d'obtenir une guérison qui paraissait impossible. M. *Briand* a donc été extrèmement surpris, en rencontrant, peu de temps après, le malade se portant très-bien. Mais en faisant des questions sur ce qui s'était passé, le médecin apprit que la garde-malade s'était trompée de bouteille ; le sirop avait servi à arroser le cataplasme, et le *laudanum de Sydenham* à édulcorer la boisson : six gros de ce médicament avaient été consommés en huit jours, à la suite desquels le malade s'était trouvé parfaitement rétabli. Alors la surprise fit place à la réflexion. M. *Briand* soupçonnait déjà que l'opium était utile dans le traitement de la gastro-entérite chronique, parce qu'il en avait obtenu plusieurs fois des avantages marqués ; et ce nouveau fait, en fortifiant ses soupçons, l'engagea à faire des recherches ultérieures pour savoir définitivement si les opiacés ne posséderaient pas en effet une grande vertu contre l'inflammation latente de la muqueuse des voies digestives.

Cette observation, qu'on aurait pu croire fabuleuse, si je n'avais pas nommé son auteur, a été communiquée à la Société médicale d'Émulation de Paris, il y a quelques années. Chargé d'en rendre compte à cette société savante, j'ai dit que le fait était fort curieux ; mais qu'avant de prononcer sur sa valeur réelle, il était prudent d'attendre le résultat des nouvelles recherches auxquelles le docteur *Briand* avait promis de se livrer. Si je faisais ce rapport aujourd'hui, je serais beaucoup moins circonspect : plus éclairé par l'expérience, je ne balancerais pas à dire que la méprise de la garde malade a dévoilé l'erreur du médecin; que la maladie était une gastro-entéralgie , et non une gastro-entérite; que les autres cas de prétendues phlegmasies gastriques, dans lesquels M. *Briand* avait déjà reconnu les bons effets de l'opium , étaient aussi des névroses , et je suis persuadé que tous les praticiens de bonne foi seront de cet avis, qui était celui de M. Larrey, lorsque la question fut discutée à la Société médicale d'Émulation. Voilà comme la gastro-entérite chronique se multiplie tant, depuis la naissance de la doctrine physiologique.

C'est vraiment une chose inconcevable , et en même temps bien affligeante, que la légèreté avec laquelle les médecins physiologistes admettent l'existence de l'inflammation gastrique. A les entendre , l'estomac serait un foyer combustible, toujours prêt à s'enflammer par la plus légère étincelle et les causes les plus opposées ; il s'enflammerait même spontanément, et, aiguë ou chronique, continue ou intermittente, régulière ou irrégulière, sporadique, endémique ou épidémique, contagieuse ou non , la gastro-entérite remplirait seule presque tout le cadre nosologique, sous les dénominations de peste, de typhus, de variole, de rougeole, de scarlatine, de fièvres de tout genre, de *cholera-morbus*, de gastralgie, de boulimie, d'hypocondrie, etc., etc. : ce serait un véritable *protée* s'il en fut jamais, qui se répandrait dans le monde sous mille formes différentes; ou mieux encore, ce serait une *hydre* qui, relevant à chaque instant la tête sous les *pas* du médecin, menacerait de dévorer la population tout entière; et la muqueuse digestive, dont les fonctions sont si importantes à la vie, deviendrait le principal instrument de notre destruction. Certes, il n'est point nouveau de trop généraliser en médecine, l'histoire de l'art en offre de mémorables exemples; mais ce qui est nouveau, c'est de rapporter la plupart des maladies à une seule affection pathologique, de ne voir partout qu'une phlegmasie gastro-intestinale. Si je disais que cette *gastromanie* fait peut-être autant de victimes que la gastro-entérite elle-même, on crierait au paradoxe, et il n'y a cependant rien de plus vrai.

Ce n'est pas tout. Non contens de réduire à peu près toute la médecine à la gastro-entérite; de soutenir que cette inflammation existe dans la presque totalité des maladies aiguës, si ce n'est primitivement, au moins par extension sympathique; de lui attribuer toutes les fièvres dites essentielles, les médecins dont je parle confondent ces fièvres en *une seule espèce de gastro-entérite*, comme si la phlegmasie gastro-intestinale, qui peut avoir lieu dans la peste, la fièvre jaune, la fièvre adynamique, la fièvre inflammatoire, la fièvre muqueuse, etc., était absolument de même nature et devait être traitée par les mêmes moyens; c'est-à-dire qu'ils ne reconnaissent qu'un seul genre d'inflammation, comme si la pustule maligne, le phlegmon, la goutte, le bubon syphilitique, etc., ne différaient en rien les uns des autres. Il faut avoir le courage de le dire : la prétendue identité des phlegmasies en général, et des gastro-entérites en particulier, est encore une erreur funeste, qui fait abuser des antiphlogistiques, comme le système de *Brown* faisait abuser des stimulans, et dont le moindre danger est de rendre les convalescences interminables (1).

Mais revenons à notre sujet. Si l'on voulait ab-

---

(1) Sur ce point, je n'ai jamais partagé l'opinion de la nouvelle école : j'ai toujours pensé que les inflammations aiguës de la muqueuse digestive offraient les mêmes différences que celles de l'extérieur du corps, et c'est avec plaisir que j'ai trouvé les mêmes idées dans la *Clinique de la Charité*, rédigée par M. Andral fils; dans les *Lettres à un médecin de province*, par le docteur Miquel; dans des Mémoires publiés par les élèves de M. Brétonneau, et dans le *Traité sur la Diphtérite*, que ce célèbre praticien vient de mettre au jour. Mon avis était que les gastro-entérites sont *exquises* ou franchement inflammatoires, *bilieuses* comme certains érysipèles, *délétères* ou gangré-

solument, contre toute espèce de raison, donner aux gastro-entéralgies le nom de gastro-entérites chroniques, il faudrait au moins y ajouter l'adjectif *nerveuses*, pour les distinguer de la véritable phlegmasie gastro-intestinale. Il faudrait surtout qu'on ne les traitât pas constamment par les antiphlogistiques, attendu que ces moyens nuisent dans le plus grand nombre des circonstances. En effet, ils ne peuvent convenir que pendant la première période de certains cas de névroses gastriques, et l'on doit même alors, pour que leur usage ne devienne pas nuisible, les employer avec beaucoup plus de mesure que dans les inflammations. Il faudrait encore modifier le pronostic de la maladie, et ne pas dire qu'elle est ordinairement mortelle; parce que cette sentence, vraie quand il s'agit d'une phlegmasie chronique de l'appareil digestif, est entièrement fausse lorsqu'on

---

neuses, etc. La gastro-entérite qui accompagne ordinairement la fièvre adynamique, et qui constitue souvent la base fondamentale de cette fièvre, me paraissait être de même nature que les furoncles cutanés; ce qui se trouve confirmé par les observations et les recherches intéressantes du médecin en chef de l'hôpital de *Tours*. Une chose certaine, c'est que toutes ces différences existent dans les angines, et l'on ne voit pas pourquoi il en serait autrement des phlegmasies gastro-intestinales. Si c'était ici le lieu, je pourrais développer cette théorie et l'étayer de preuves convaincantes : elle est féconde en beaux résultats.

l'applique aux affections nerveuses de cet appareil. Je ne dis pas que ces affections soient exemptes de tout danger : en apportant des obstacles à la digestion et, par suite, à la nutrition, elles peuvent amener la chute des forces, le dépérissement, la langueur, le marasme, etc.; elles peuvent aussi devenir dangereuses en donnant lieu à des gastro-entérites, à des désorganisations de tissu, au *mélæna*, à l'hématémèse (Schmidtmann). Mais ces différens résultats sont rares; ils n'arrivent guère que dans les circonstances suivantes : 1° chez les malades qui y sont prédisposés; 2° quand la maladie est très-violente, se répète souvent, ou devient constitutionnelle; 3° lorsqu'elle est méconnue et mal traitée. Ce qui peut encore aggraver les névroses dont il s'agit, c'est la fausse opinion que l'on cherche à répandre maintenant sur leur nature. M. Louyer-Villermay a fait la remarque judicieuse, que la théorie qui portait à regarder l'état des hypocondriaques comme tenant presque toujours à des obstructions, ajoutait souvent à leur découragement, et aggravait leur maladie physique et morale. Eh bien! la doctrine qui attribue l'hypocondrie à une phlegmasie chronique de la muqueuse gastro-intestinale produit le même effet; elle effraie les malades et exaspère leur situation. Vous guérirez la plupart de ces infortunés, si vous pouvez leur persuader que leur maladie n'a rien de fâcheux, qu'elle est purement nerveuse; tandis que l'idée d'avoir une gastro-entérite chronique, fortifiée par le traitement sévère que vous leur imposez, les accable continuellement, et peut même les conduire au tombeau. Hors cela, les névroses gastriques, bien qu'elles soient fréquemment longues et difficiles à guérir, ne sont point graves par elles-mêmes, et les cas de succès sont infiniment plus nombreux que ceux où elles ont des suites fâcheuses. Il peut même arriver qu'après avoir résisté au traitement le plus rationnel, ces névroses s'usent à la longue et se dissipent graduellement, par l'effet de la diminution de la sensibilité. Schmidtmann en a vu beaucoup d'exemples. *Progrediente ætate cardialgia crebrò sponte evanescit. Multas novi mulieres, quæ tempore juventutis et ætate florente frequentissimè hoc malo macerabantur, ad senium perventas ab eo omninò immunes viventes. Hoc beneficium certè decrescenti sensibilitati tribuendum est.*

Théorie des Névroses.

En considérant la diversité et les anomalies des affections nerveuses, on doit soupçonner qu'elles ne sont pas absolument identiques dans tous les cas, ni pendant toute la durée de la même névrose; qu'elles peuvent varier de nature selon les circonstances et les périodes de la même maladie. Ce soupçon se tourne en certitude, pour peu qu'on réflé-

chisse sur l'état morbide qui en forme la base fondamentale. Il est impossible, en effet, de se faire
une idée nette de ces affections, si l'on se borne à
la considération de leurs caractères extérieurs :
pour en acquérir une connaissance aussi exacte
que possible, il faut, de toute nécessité, porter ses
regards vers leur principe constituant. Essayons
donc de pénétrer, par la pensée, jusqu'au fond des
maladies nerveuses : nous y trouverons peut-être
la raison des variétés innombrables qu'elles présentent, sous le triple rapport de leurs causes, de
leurs symptômes et de leurs moyens curatifs. Le
sujet est délicat : j'hésite à l'aborder; mais je ne
puis aller plus loin sans m'expliquer à cet égard,
sous peine de n'être pas compris dans l'exposé du
traitement.

On voit déjà, par ce qui précède, que l'état pathologique dans lequel consistent les maladies nerveuses essentielles, n'est point uniforme, c'est-à-
dire qu'il n'est pas toujours le même; et cela n'a
rien de particulier, puisque celles qui sont symptomatiques dépendent aussi de plusieurs sortes
d'affections. Tout prouve, effectivement, qu'il
existe des névroses par irritation ou excès de *tonicité*, et des névroses par faiblesse ou défaut de *ton*
du genre nerveux, comme il y a des inflammations
sthéniques et des inflammations asthéniques, des
hémorrhagies actives et des hémorrhagies passives.
On nomme les premières névroses par *éréthisme*,

et les secondes névroses par *atonie* (1). Le tétanos est le prototype de celui-là, et la paralysie le prototype de celle-ci. Tels sont les deux principaux élémens qui constituent les maladies nerveuses. L'un est caractérisé par *l'exaltation* et le désordre de la sensibilité et des fonctions du système nerveux, l'autre par *l'affaiblissement* et le trouble de cette propriété et de ces fonctions.

Mais la nature procédant toujours par degrés insensibles, et jamais par sauts ni par bonds, entre l'éréthisme et l'atonie les plus évidens, il se trouve une foule de nuances qui se rapprochent plus ou moins de l'irritation ou de la débilité, tant il est vrai que les extrêmes se touchent : c'est au point qu'il devient souvent difficile, pour ne pas dire impossible, de déterminer si l'énergie des nerfs et du cerveau est augmentée ou diminuée. Alors la

---

(1) Je me sers des mots *éréthisme* et *atonie*, ou de leurs équivalens, parce qu'ils sont usités et que je n'en connais pas de meilleurs ; mais ni les uns ni les autres ne donnent une idée parfaitement juste des choses qu'ils représentent. Ce que l'on appelle *éréthisme* et *atonie* du genre nerveux, sont deux modifications particulières, inconnues dans leur essence, et que l'on a de la peine à concevoir, si on ne les a pas éprouvées soi-même. La dernière dénomination surtout est tout-à-fait impropre, au moins pour un grand nombre de circonstances auxquelles on l'applique. Les nerfs ne sont véritablement dans l'atonie que lorsqu'ils ont perdu leur sensibilité, comme dans l'anesthésie et la para-

maladie ne paraît consister que dans une *mobilité* extraordinaire de l'appareil sensitif, et elle n'a, pour principal symptôme, que *l'aberration* de la sensibilité et des fonctions de cet appareil. Il n'est pas douteux, toutefois, qu'il n'y ait surcroît ou manque de forces nerveuses; mais le mode d'affection qui existe est si peu prononcé, qu'on ne parvient souvent à découvrir la nature du mal qu'à l'aide des signes commémoratifs et des tâtonnemens thérapeutiques.

Le diagnostic des maladies nerveuses présente une autre difficulté que je vais indiquer. Bien que la modification appelée *éréthisme*, et celle dite *atonie*, puissent être isolées l'une de l'autre, et exister dans leur plus grande simplicité, il est cependant vrai de dire qu'elles sont sujettes à se compliquer, ou du moins à se succéder et à se remplacer alter-

---

lysie; tandis que dans l'hypocondrie, la mélancolie, etc., le changement morbide connu sous le nom d'*atonie* nerveuse, consiste bien dans une sorte de faiblesse, puisqu'il s'aggrave par les débilitans et guérit par les toniques; mais à cette faiblesse est souvent jointe une très-grande irritabilité.

Cette explication me garantira, je l'espère, du reproche d'avancer une absurdité, quand je dirai que *l'éréthisme* et *l'atonie* peuvent exister ensemble. Si, en me servant de ce dernier mot, j'entendais toujours désigner une véritable *débilité*, il serait réellement absurde de croire qu'elle peut se compliquer avec *l'éréthisme*, parce que deux affections de nature opposée ne se réunissent pas dans le même tissu.

nativement; de manière que beaucoup de névroses un peu longues offrent, dans les phénomènes qui les caractérisent, un mélange ou une suite d'excitation et de faiblesse. Le célèbre *Grimaud* a très-bien exprimé cette complication dans le passage suivant. « L'irritation et l'atonie sont les deux élémens combinés dans les affections nerveuses hypocondriaques, dépouillées de toute cause humorale : le plus souvent ces deux élémens existent simultanément, et ils peuvent se succéder : aussi la plupart de ces maladies demandent l'usage alternatif des moyens tempérans et toniques. » Cette dernière assertion peut être contestée; elle n'est vraie que jusqu'à un certain point, et avec des modifications : je m'en occuperai plus tard.

L'irritation et la débilité nerveuses tirent leur origine des causes, des tempéramens, des dispositions individuelles, etc., qui appartiennent plus spécialement à chacune. La trop grande chaleur atmosphérique, par exemple, irrite les nerfs, tandis que l'humidité de l'air les affaiblit; et les individus d'une forte constitution seront plutôt atteints de névroses par *éréthisme*, pendant que ceux qui sont doués d'une constitution faible et délicate auront, de préférence, des névroses par *atonie* (1). Mais une fois déclarés, ces deux états mor-

____

(1) On pourra dire que de pareilles différences existent dans les causes et les tempéramens des individus et non

bides peuvent s'entrenenir ensuite réciproquement ;
de manière que leur succession alternative et leur
existence simultanée n'ont rien qui doive sur-
prendre. Car toute espèce de tension pathologique
devant nécessairement être suivie de relàchement,
et cela avec d'autant plus de promptitude qu'elle
était plus intense, à moins toutefois que la mort
n'en soit le résultat, il est naturel de penser que
l'éréthisme du système nerveux, si bien décrit dans
les *Recherches* du docteur Améd. Dupau, ne peut
pas durer long-temps ; qu'il jette, plus ou moins
promptement, ce système dans l'atonie et dans une
excessive susceptibilité, en vertu de laquelle le
moindre stimulant, physique ou moral, renouvelle l'excitation. La même chose a lieu pour les
inflammations sthéniques et les hémorrhagies actives : elles laissent les parties qui en ont été le

---

dans les affections morbides ; qu'en agissant ainsi, il faudrait établir autant de maladies qu'il y a d'agens provocateurs et de constitutions individuelles. Mais peu importe
l'origine de ces différences, elles n'en méritent pas moins
toute l'attention du praticien : il ne saurait les négliger
sans commettre des erreurs et exposer ses malades à des
accidens fâcheux. Supposons deux gastralgies dont l'une a
été produite par l'abus du café, et l'autre par celui de
l'eau simple. Faudra-t-il leur appliquer les mêmes moyens
curatifs ? certainement non : car les adoucissans, qui cal-
meront la première, aggraveraient la seconde ; tandis que
les toniques, qui feront disparaître celle-ci, rendraient
celle-là plus grave.

siége dans la faiblesse, et dans une telle sensibilité que la plus légère cause irritante y rappelle la phlegmasie ou l'écoulement sanguin. On remarque cette différence, cependant, que les névroses ayant moins de *fixité*, étant beaucoup plus *mobiles*, leur passage de l'éréthisme à l'atonie et de l'atonie à l'éréthisme, se fait plus facilement et d'une manière plus rapide. Il est vraisemblable que c'est de cet enchaînement mutuel des deux élémens qui constituent les maladies de nerfs, que résultent les anomalies nombreuses et bizarres de ces maladies, les difficultés extrêmes de leur traitement.

Concluons de tout ceci, 1° que les symptômes nerveux qui ne dépendent pas d'une inflammation, d'une lésion organique, d'un corps étranger, ou de toute autre cause semblable, doivent être attribués soit à l'*éréthisme*, soit à l'*atonie* du cerveau ou des nerfs ; 2° que ces deux élémens des maladies nerveuses peuvent se compliquer, ou plutôt se succéder et se remplacer d'une manière alternative, et quelquefois avec une étonnante rapidité ; 3° que néanmoins l'un ou l'autre prédomine, suivant la nature des causes, la différence des tempéramens, les dispositions individuelles, et mille autres circonstances.

Voilà les principes fondamentaux qui, après la distinction des névroses en symptomatiques et en primitives, ne doivent jamais être négligés dans la pathologie et la thérapeutique des affections de nerfs. Je ne dis point qu'ils soient à l'abri de tout reproche ; les exceptions sont nombreuses en médecine, surtout dans la classe des maladies nerveuses : il y aura toujours des cas qui se joueront de nos règles générales. Cependant, cette théorie embrasse, sinon la totalité, au moins une très-grande partie des faits ; tandis que la théorie des médecins physiologistes n'est applicable qu'aux névroses consécutives, et particulièrement à celles qui dépendent des phlegmasies.

Je ne m'étendrai pas davantage maintenant sur ces idées théoriques. Les preuves à l'appui, et les applications qu'on doit en faire aux névroses de l'estomac et des intestins, deviendront manifestes au fur et à mesure que nous avancerons dans l'étude de leurs moyens curatifs. Qu'il me suffise de dire que les distinctions que nous avons établies, ne sont pas aussi futiles qu'on pourait le penser. Pour en nier la justesse, il faudrait se mettre en opposition avec l'expérience de tous les siècles ; car elles résultent de la pratique des plus grands observateurs : elles sont même indiquées dans les meilleurs ouvrages sur les névroses, notamment dans ceux de Lorry, Tissot, Schmidtmann ; et M. Améd. Dupau, auquel nous devons des idées encore plus exactes sur cet objet, les a formellement admises (1). A mon avis, ces distinctions éclairent

----

(1) La manière de voir de ce judicieux médecin diffère cependant de celle que nous avons adoptée, en ce qu'il

la doctrine des maladies nerveuses, et rendent compte des succès obtenus par des traitemens opposés: sans elles, cette doctrine serait un véritable chaos; on ne pourrait concevoir la nature de ces maladies, ni les traiter convenablement. Le praticien qui les prendra pour guide, guérira très-souvent les maux de nerfs; celui qui, au contraire, les négligera, obtiendra quelques guérisons dues au hasard, mais elles seront compensées par mille revers.

---

croit que la plupart des névroses consistent dans l'éréthisme du système nerveux, et que l'atonie qui les accompagne si souvent, ne réside que dans les autres tissus. « On est souvent embarrassé, dit-il, pour déterminer comment il faut envisager cette association de l'éréthisme nerveux avec l'atonie générale des forces, et quelle conduite on doit tenir dans le traitement. Est-ce l'atonie qui se complique avec l'éréthisme nerveux ? Est-ce l'éréthisme nerveux qui simule cet état adynamique? Enfin la faiblesse radicale des forces amène-t-elle ces symptômes nerveux qui tiennent seulement à cette cause? Se décider d'une manière générale et exclusive pour l'une de ces opinions, ce serait tomber dans l'erreur, puisque ces trois cas se présentent dans la pratique et demandent des soins particuliers. Ainsi, 1° l'éréthisme nerveux peut simuler l'atonie et exige un traitement direct qui fait disparaître le masque de faiblesse dont il était enveloppé ; 2° l'éréthisme nerveux peut être réellement associé et tellement lié à l'atonie qu'on ne puisse employer un remède spécial pour l'un sans augmenter l'autre ; 3° l'atonie peut enfin jouer un rôle essentiel dans les maladies nerveuses et demander tous les soins du médecin. » (Ouvrage cité , page 96.)

CHAPITRE IV.

A la ligne de démarcation que nous avons posée entre la gastro-entéralgie et la gastro-entérite chronique, on pourra objecter qu'il est aisé de distinguer les maladies dans les livres; que je suis probablement beaucoup plus embarrassé auprès des malades, et que quelques-uns des caractères indiqués se manifestent trop tard pour que leur connaissance puisse être utile. J'avoue que l'objection ne serait pas tout-à-fait dénuée de fondement; mais si la considération des causes et l'examen des symptômes laissent, dans le début, quelques doutes sur le diagnostic de la gastralgie, comme cela peut avoir lieu pour toute autre affection morbide, les premiers résultats du traitement pourront l'éclairer; car la non-identité que nous avons cherché à établir, d'après les causes et les symptômes, est pleinement confirmée par la différence des moyens curatifs.

En effet, la gastro-entérite latente ne peut guérir, comme les autres phlegmasies, que par les antiphlogistiques, proportionnés à l'intensité du mal et modifiés selon les circonstances; ils constituent, du moins, la base de son traitement : sans leur em-

ploi, il n'y a point de guérison à espérer. On prétend,
il est vrai, que les toniques enlèvent cette maladie
par révulsion ; c'est-à-dire qu'en vertu de l'irritation sympathique qu'ils déterminent sur les tégumens, plus forte, sans doute, que l'irritation directe qu'ils produisent sur la muqueuse digestive
enflammée, les toniques poussent ou attirent au de-
hors la phlegmasie de cette membrane. Mais si cela
était, il vaudrait infiniment mieux employer les
vésicatoires et les bains de vapeurs irritantes, qui
sont des révulsifs bien plus énergiques, et qui ne
conviennent cependant point en pareils cas. D'ailleurs, serait-il prudent d'appliquer des toniques
sur une inflammation de l'estomac, pour la porter
vers la peau ? n'aurait-on pas tout à craindre de
l'exaspération certaine de la maladie, et presque
rien à espérer de son déplacement, au moins douteux, si tant il y a qu'il soit possible ? Lorsqu'on
m'aura prouvé, clair comme le jour, qu'on est
parvenu à détourner une véritable gastrite par de
semblables moyens, je me rendrai à l'évidence : en
attendant, on me permettra de croire que les
affections stomacales guéries par le traitement
dont il est question, étaient des gastralgies ; et ce
point de la nouvelle théorie ne sera autre chose, à
mes yeux, qu'un écart de l'imagination des médecins physiologistes. Regardant toutes les maladies
chroniques de l'estomac comme inflammatoires, et
ne pouvant contester néanmoins qu'elles guérissent

souvent par les toniques, ces médecins se sont vus dans la nécessité, pour sortir d'embarras, de chercher une explication : celle qu'ils ont inventée n'est pas heureuse.

Le traitement des névroses gastriques n'offre pas la même unité que celui de la gastro-entérite chronique. D'abord, il est hygiénique plutôt que médicinal ; et dans les cas où l'on doit employer des médicamens, il faut les varier suivant la nature de la gastro-entéralgie. Enfin, malgré ces variations, quelques moyens conviennent cependant, d'une manière spéciale, au plus grand nombre des affections nerveuses de l'estomac, et ce ne sont pas les antiphlogistiques : je veux parler des toniques *fixes*, dépourvus de tout principe stimulant (1).

____

(1) Les auteurs de matière médicale ont tort, selon moi, de confondre les toniques et les stimulans dans la même classe. Cette confusion me paraît dangereuse pour la pratique, en ce qu'elle peut faire penser que ces médicamens jouissent des mêmes vertus, qu'ils ne diffèrent que par le degré de leur énergie, et qu'il est toujours indifférent d'employer les uns ou les autres : ce qui serait une erreur grave. Il est des affections morbides qui guérissent par les premiers et s'exaspèrent par les seconds. Telles sont les maladies dans lesquelles la mobilité des nerfs ou l'exaltation de la sensibilité nerveuse joue le principal rôle. Les médecins systématiques peuvent rayer ces maladies de leur cadre nosologique, elles n'en rentreront pas moins dans la nature, et les praticiens qui en nient l'existence s'exposent aux regrets d'avoir fait des victimes.

Voilà les seuls moyens véritablement curatifs de ces affections. S'il est des circonstances où ils peuvent nuire pendant la première période, ils sont presque toujours nécessaires dans la seconde : les autres ne sont, le plus souvent, que des palliatifs ; il n'y a que la médication tonique, secondée par le traitement moral et les règles de l'hygiène, qui puisse amener une guérison radicale, comme nous le verrons bientôt.

Notre assertion sur l'utilité du traitement pour distinguer la gastralgie de la gastrite, ne sera pas valable, je le sais, aux yeux des docteurs de la nouvelle école, parce qu'ils nient que les effets des médicamens apprennent quelque chose touchant la nature des maladies : c'est un moyen fort expéditif pour se débarrasser des entraves que ces effets apportent à leur système. Au reste, permis à eux de récuser des témoins qui les condamnent; mais on n'est pas obligé de les croire sur parole, d'autant moins que l'opinion contraire a été émise par de grands observateurs.

D'accord avec ces derniers, je suis convaincu qu'il existe des maladies dont on ne peut découvrir le véritable caractère qu'en sondant le terrain, si je puis m'exprimer ainsi, par l'emploi circonspect de différens moyens curatifs. Ce mode d'investigation m'a réussi en quelques circonstances, notamment dans les affections chroniques de l'estomac. Lorsque les causes sont obscures et les symptômes équivoques , ne sachant pas trop si j'ai à combattre une gastro-entérite latente ou une gastro-entéralgie, j'interroge la nature par les antiphlogistiques administrés avec prudence. La situation du malade s'améliore-t-elle? c'est une preuve, selon moi, qu'il a une affection inflammatoire, et je continue les mêmes moyens. Il est possible, cependant, que cette preuve ne soit pas décisive, car les **antiphlogistiques** calment aussi le violent éréthisme nerveux; mais, en pareil cas, la phlegmasie gastrique n'est pas éloignée, et les adoucissans sont également indiqués : il faut seulement interrompre leur usage aussitôt qu'ils ne produisent plus de bons effets; ce qui arrive quand l'irritation nerveuse passe à la faiblesse. Les antiphlogistiques rendent-ils, au contraire, l'état du malade plus fâcheux? Il me semble naturel d'en conclure qu'il a une névrose par atonie : j'abandonne alors, de suite, ce traitement, pour recourir aux toniques, et les avantages qui en résultent prouvent que j'ai rencontré juste. Schmidtmann donne le même conseil pour les cas douteux, et il dit aussi que la forte cardialgie touche de bien près à la gastrite. *Hinc in casibus, ubi hœsitas, quid de indole mali sentiendum sit, præstat idem, ceu morbum inflammatorium, tractare demulcentibus, oleosis, camphorâ, aquâ laurocerasi, vesicatoriis, etc., atque sic procedendo ejus ingenium mox clarius sese pronunciet. Prætereà cardialgia violenta non longè* *abest à ventriculi phlogosi.* Il est remarquable que deux auteurs, qui écrivent à une distance de deux cent soixante lieues, se rencontrent sur presque tous les points. C'est que, à part les modifications dues aux différences de climat, la nature des maladies est partout la même, et que les médecins qui l'interprètent fidèlement, sans corrompre son langage par de fausses théories et les erreurs de leur imagination, s'accordent toujours.

Je suppose qu'on ait débuté par les corroborans, dans l'idée que l'on avait affaire à une gastralgie atonique : si le mal empirait, on devrait également leur substituer d'autres moyens, et ne pas craindre d'avouer sa faute pour la faire tourner au profit de la science : il n'y a que les médecins sans malades qui ne se trompent jamais. En un mot, quel que soit le traitement dont on a d'abord fait usage, il faut y renoncer, s'il ne répond pas à l'attente du praticien. La critique ne peut assez s'appesantir sur ces *gastromanes* qui, malgré les progrès de la maladie, insistent sur les sangsues, l'eau de gomme et la diète, jusqu'à ce que leurs malheureux patiens soient réduits au dernier degré du marasme ; et tout cela par esprit de système, en l'honneur de la médecine physiologique, pour ne pas donner un démenti à sa prétendue infaillibilité.

Il vaudrait mieux, sans doute, pouvoir établir de prime abord un diagnostic certain ; on éviterait ces tâtonnemens, qui ne sont pas exempts de dangers. Mais dans l'état actuel de la science, cela n'est pas toujours possible : en voulant simplifier la doctrine des maladies chroniques de l'estomac, on l'a tellement obscurcie, que le médecin le plus clairvoyant rencontre des cas, peu fréquens à la vérité, dans lesquels il est obligé d'ajourner son jugement, s'il ne veut pas compromettre sa réputation et la vie de ses malades. Il n'en faut pas douter, ces maladies seraient mieux connues , leur diagnostic offrirait moins de difficultés, si on eût employé à les distinguer les unes des autres , par une judicieuse analyse, le temps qu'on a perdu à les confondre ensemble, en les rattachant arbitrairement à une seule lésion pathologique.

Rapportons un fait, maintenant, à l'appui de ce que nous avons avancé sur la nécessité de changer de traitement, quand celui dont on avait fait choix aggrave plutôt que d'améliorer la situation du malade. On ne peut citer un exemple plus propre d'ailleurs à faire ressortir tout à la fois les inconvéniens des moyens généralement usités contre la gastralgie, et l'utilité de ceux que je propose. Il s'agit d'une dame, âgée d'environ cinquante-cinq ans, à laquelle je donne habituellement des soins. Douée d'un tempérament nerveux et d'un caractère irascible, cette dame se met en fureur à la moindre contrariété qu'elle éprouve. Chaque emportement lui causait néanmoins de violentes douleurs d'estomac accompagnées quelquefois de vomissemens et d'accès fébriles. A l'époque où, la croyant atteinte d'une gastro-entérite chronique, je la traitais par les sangsues, les boissons mucilagineuses et les alimens atoniques, ces symptômes duraient long-temps, la malade ne se rétablissait jamais complétement d'une attaque, avant de retomber dans une autre.

Il en a été bien autrement, depuis que sa maladie n'était plus, à mes yeux, qu'une simple affection nerveuse, et que je me suis borné à lui prescrire chaque fois une potion opiacée: ses douleurs gastriques ne se sont plus étendues au-delà de vingt-quatre heures; et sa santé, qui était continuellement chancelante, s'est améliorée à vue d'œil. Ce qui a beaucoup contribué à cette amélioration, c'est que je l'ai déterminée à adopter un régime contraire à celui que je l'avais engagée à suivre auparavant. En place du lait, des légumes au maigre, des farineux, du poisson et de l'eau teinte, qui constituaient sa nourriture, je lui ai fait prendre des potages au gras, des œufs à la coque, des viandes rôties, des légumes au jus et du vin de Bordeaux; et au lieu de cinq à six petits repas qu'elle faisait chaque jour, je lui ai conseillé de n'en faire que deux et de manger à peu près à son appétit. L'estomac a eu de la peine à supporter cette manière de vivre; mais il a fini par s'y habituer, et les résultats en ont été si avantageux,

16

que cette dame, dont les souffrances stomacales ne reviennent plus, est persuadée qu'elle ne doit son rétablissement qu'à ce nouveau genre de vie.

Régime.

XXI. Croire qu'il faut manger souvent et peu à la fois, est une erreur en effet, que j'ai commise moi-même, et que d'autres médecins commettent aussi dans le traitement de la maladie qu'on appelle aujourd'hui gastro-entérite chronique, bien qu'elle ne soit ordinairement qu'une simple gastro-entéralgie. Dans cette névrose, il arrive fréquemment, comme nous l'avons déjà dit, que le malade éprouve de pressans besoins de manger peu d'heures après avoir pris de la nourriture; mais malheur à lui s'il a l'imprudence de les satisfaire : ils tiennent à un état spasmodique de l'estomac; ce sont de fausses faims, que l'on doit supporter, à moins qu'elles ne soient par trop impérieuses, auquel cas le meilleur parti consiste à les tromper avec de l'eau sucrée, aromatisée avec l'eau de fleurs d'oranger. Mais s'il y a des inconvéniens à obéir à ces besoins déréglés, il y en a de très-grands aussi à ne pas contenter l'appétit qui arrive aux heures ordinaires des repas, parce que l'estomac, s'il n'est jamais satisfait, demandera toujours, et la faim continuelle augmentera considérablement l'intensité de la maladie. Si on objecte que dans les irritations, ne seraient-elles que nerveuses, le repos de l'organe affecté est indispensable à la guérison ; je répondrai que l'estomac qui appète la nourriture agira sur lui-même, si on ne lui donne pas des alimens à broyer, et qu'il s'irritera bien plus en travaillant seul qu'en élaborant une quantité modérée de substances alimentaires. C'est là la cause de l'exaspération des douleurs gastriques chez les malades que l'on soumet long-temps à un régime trop rigoureux. Les médecins qui n'ont pas éprouvé la boulimie, pourront douter de la justesse de ce raisonnement; mais s'il en existe quelques-uns qui l'aient soufferte, ils avoueront qu'il est conforme à la vérité.

D'après ce qui précède, et ce que nous avons dit ailleurs (XX) sur la nature de la faim qui accompagne les névroses gastriques, les personnes atteintes de ces névroses peuvent manger en toute sûreté, si elles ont de l'appétit, sans s'inquiéter de la gastrite; elle n'est pas toujours imminente. On ne doit retrancher une partie de la nourriture qu'elles prennent habituellement que dans les circonstances très-rares où elles vomissent les substances alimentaires; c'est-à-dire quand la sensibilité de l'estomac est tellement exaltée, qu'il ne peut pas souffrir le contact de ces substances. Autrement, les malaises et les pesanteurs à l'épigastre, l'exaspération même des douleurs quelque temps après les repas, ni les vomissemens de matières aqueuses à la fin des digestions, ne doivent pas les empêcher de se nourrir, parce que ces inconvéniens sont moins graves que la faim continuelle, et que de deux maux inévitables il faut choisir le moindre. D'ailleurs, ce n'est pas toujours la quantité d'alimens qui fait du mal ; il arrive souvent qu'un repas ordinaire est mieux supporté qu'un bouillon ou un simple potage.

Les malades qui n'ont pas faim doivent se borner à une petite quantité de nourriture, mais ils ne doivent pas s'en abstenir tout-à-fait, à moins qu'ils ne la rejettent aussitôt après son ingestion : pour peu que quelque aliment soit supporté, j'ai toujours observé qu'une légère alimentation était plus avantageuse, même dans le cas d'inappétence, que la diète absolue. Le besoin de manger est-il, au contraire, porté au plus haut degré, comme dans la boulimie, gardez-vous de le satisfaire entièrement ; des indigestions journalières, l'exaspération de la maladie et de graves accidens en seraient les suites inévitables. Le malade doit alors se régler sur son genre de vie habituel, et ne pas prendre plus de nourriture qu'en bonne santé, quelle que soit la voracité de son appétit.

Dans tous les cas, il est convenable de manger à des heures réglées et de ne pas faire plus de trois repas par jour. Recommandez surtout à vos malades de ne point écouter la faim qu'ils éprouvent quelquefois pendant la nuit, et qu'ils pourront éviter en prenant une suffisante quantité de nour-

(245)

riture dans la journée; ce besoin nocturne n'étant
pas naturel, il ne peut y avoir que des inconvéniens à le satisfaire : l'estomac digère mal alors,
parce qu'il n'y est point accoutumé, et les mauvaises digestions sont toujours fâcheuses. Il faut
pourtant en excepter les cas, extrêmement rares,
dans lesquels les alimens passent mieux la nuit
que le jour : je n'en connais qu'un seul; c'est celui
dont nous avons parlé à la suite de la XVIIe observation.

Le choix des alimens mérite une grande attention. *Summa in eligendis et insumendis cibis et poti-
bus ponenda est diligentia,* dit Schmidtmann. En
général, s'ils ne doivent pas toujours être pris dans
la classe des véritables toniques, il faut, au moins,
constamment éviter les substances alimentaires
qui débilitent et rafraîchissent trop, comme celles
qui sont trop excitantes : les unes et les autres sont
également contraires dans la gastralgie, quelle que
soit sa nature; les premières ne soutiennent pas
assez l'action digestive de l'estomac, et produisent
des flatuosités fort incommodes; les secondes donnent trop d'activité à cet organe, et augmentent
l'irritation ou la susceptibilité nerveuse dont il
est le siége. Ainsi, d'un côté, tous les alimens,
soit du règne végétal, soit du règne animal, dans
lesquels les matières aqueuses, grasses, mucilagineuses et acides, prédominent; et de l'autre, tous
ceux qui contiennent beaucoup de principes sti-

mulans, doivent être proscrits du régime des individus affectés de névroses gastro-intestinales. C'est
entre ces deux classes d'alimens opposés qu'il faut
choisir leur nourriture; elle doit être composée de
substances qui nourrissent sans irriter et sans affaiblir les organes digestifs, et qui soient en même
temps de facile digestion. Mais, parmi ces substances, il y a encore une distinction importante à
faire : les unes conviennent spécialement dans les
cas de gastro-entéralgie par éréthisme, et l'on conçoit
que ce sont les plus douces, comme les bouillons
faits avec le poulet et le bœuf, et trempés avec du
pain de gruau, de la biscote de Bruxelles (1), du
riz ou de la farine de blé de Turquie; les soupes

---

(1) On ne saurait trop recommander le pain de gruau et
la biscote, ou, à leur défaut, la croûte de pain ordinaire;
ils conviennent parfaitement aux personnes affectées de
gastralgies : ce sont les premiers alimens qu'elles puissent
digérer à la suite de l'abus des antiphlogistiques. Le riz et
le maïs conviennent également, parce qu'ils sont *secs*;
mais le salep, le *tapioca* et les autres farineux contenant
beaucoup de mucilage, sont généralement nuisibles, même
dans les cas d'éréthisme fortement prononcé, sans doute
par la raison qu'ils sont plus indigestes, et que l'estomac,
dont l'action digestive paraît être d'autant moins forte que
son irritabilité est plus grande, a de la peine à les élaborer.
Ce qu'il y a de certain, c'est que tous les corps gras et onc-
tueux offrent le même inconvénient : il suffit qu'un bouillon, par exemple, ne soit pas bien dégraissé, pour qu'il
incommode le malade.

maigres, trempées avec les mêmes substances et relevées avec du sucre et un jaune d'œuf (1); les viandes blanches, bouillies ou rôties, les œufs à la coque; les poissons légers (2); les fruits et les légumes qui abondent en matières saccharine et féculente, ou du moins, qui ne renferment que peu d'eau et de mucilage (3); et, pour boisson des

---

(1) Ces deux substances sont d'une grande utilité. Le sucre surtout est véritablement l'ami des nerfs; c'est un moyen précieux dans les névroses gastriques : pris avec mesure, il facilite les digestions et fait passer une infinité d'alimens, qui ne réussiraient point sans être sucrés. Ne craignez pas l'acide qu'il contient et qui doit, dit-on, se développer dans l'estomac, ni l'inconvénient qu'on lui attribue de resserrer le ventre; ses bons effets sont journellement constatés par l'observation, et les raisonnemens ne peuvent rien contre l'expérience clinique. Il est cependant des cas dans lesquels le sucre ne convient pas, mais ils sont rares.

(2) Par poissons légers, j'entends ceux qui sont fermes et secs, sans être coriaces; le *merlan* et la *sole*, par exemple, réunissent ces qualités. Les poissons gras et huileux, tels que le *maquereau*, *l'anguille*, le *saumon*, et ceux qui sont très-aqueux, comme la *limande* et *l'éperlan*, que l'on a tort de croire légers, pèsent sur les estomacs nerveux et irritables. Si les huîtres passent mieux, c'est parce que l'eau salée qui les imbibe en facilite la digestion. Du reste, il ne faut pas croire qu'elles passent toujours bien ; j'ai vu plusieurs malades qui les supportaient très-difficilement : j'étais de ce nombre.

(3) Presque tous les fruits cuits et sucrés conviennent

repas, de l'eau teinte ou rougie avec du vin de Bordeaux, ou de Bourgogne très-vieux et bien dépouillé (1) : si le vin n'est pas supporté, ainsi que cela arrive quelquefois, l'eau sucrée est la boisson la plus convenable. Quant aux autres substances alimentaires dont il s'agit, elles doivent être réservées pour l'atonie nerveuse des organes de la digestion. Les plus remarquables sont : les consommés, l'osmazome, les viandes de mouton et de bœuf rôties, les légumes au jus, le vin moins étendu d'eau ; en un mot, toutes celles qui forti-

---

dans les névroses gastriques. Quant aux fruits crus, il n'y a guère que les poires, l'abricot et la prune de reine-claude, qu'on digère bien en pareilles circonstances, encore ne faut-il pas en manger une grande quantité ; les cerises, les pommes, le raisin, les groseilles, les fraises, la framboise, etc., sont généralement contraires. Parmi les légumes, on peut faire usage de la carotte, de la betterave, des salsifis, de l'asperge, de l'artichaut, des haricots verts, de la chicorée, et même des épinards et de la laitue, moyennant qu'ils soient au gras ou au sucre ; mais les haricots blancs, la fève de marais, les pois, le navet, les concombres, le melon, et les choux principalement, doivent être rejetés.

(1) On connaît les mauvais effets du vin blanc dans les maladies nerveuses. Les vins rouges du midi étant riches en principe alcoolique, excitent trop l'estomac ; tandis que la bière, le cidre et l'eau pure, ne l'excitent pas assez et le remplissent de vents, à moins qu'ils ne constituent la boisson habituelle des malades.

fient davantage que les précédentes. Dans les cas,
fort nombreux, où il est impossible de dire s'il y
a éréthisme ou atonie, et où l'on ne voit que la
mobilité et l'aberration de la sensibilité, il convient de commencer le traitement par les alimens
les plus légers, et de passer ensuite peu à peu au
régime décidément tonique. Cette marche progres-
sive est même nécessaire dans plusieurs circonstances où la faiblesse du genre nerveux n'est point
douteuse, notamment après l'abus des sangsues
et des mucilagineux ; attendu que cette faiblesse
s'accompagne alors d'une si grande susceptibilité
de l'estomac, que cet organe ne peut s'habituer
que par degrés à la présence des alimens fortifians.
D'où l'on doit inférer qu'il est beaucoup de cas où
l'on ne doit pas prescrire les alimens de cette nature la première fois que l'on est consulté, et dans
lesquels il faut rendre la nourriture de plus en
plus tonique au fur et à mesure que l'irritabilité
gastrique diminue; parce que, en définitif, l'atonie nerveuse, primitive ou suite de l'éréthisme,
ne guérira radicalement que par l'alimentation
corroborante.

Nous venons de poser des règles générales; mais
il ne faut pas croire qu'elles soient sans exceptions; elles doivent, au contraire, en subir de
nombreuses, suivant l'idiosyncrasie des malades.
Rien n'est absolu en médecine, tout y est relatif,
surtout dans les névroses. Ce qui convient le mieux

à telle personne est fort souvent nuisible à telle
autre, bien qu'elles aient toutes les deux la même
affection nerveuse. Le célèbre praticien de *Melle*,
que je me plais tant à citer, n'a pas manqué de
faire cette remarque. *Quod alter optimè perfert
cibi genus, alterum frequenter offendit læditque, et
vicissim.* On voit même, à cet égard, des bizarreries incompréhensibles. Une dame à laquelle j'ai
donné des soins, il y a deux ans, pour une gastralgie très-intense, vomissait toute espèce de
soupes, et digérait à merveille de la croûte de
pâté. Schmidtmann parle d'une femme qui, étant
atteinte de cardialgie, ne pouvait digérer que du
lard, dont elle faisait sa seule nourriture, et au
moyen duquel la guérison s'effectua complétement
au bout de six semaines. Nous pourrions citer
vingt exemples de même nature, celui d'un
homme, entre autres, qui, ayant de violentes douleurs d'estomac, mangeait impunément du fromage d'Italie, vulgairement dit fromage de co-
chon; tandis qu'il avait de la peine à supporter
des alimens très-doux et faciles à digérer. Le lait,
qui est utile à certains individus, nuit au plus
grand nombre. A la vérité, dans les cas même où
cet aliment est favorable, il n'agit qu'en calmant
les douleurs, et nullement en procurant une guérison solide. C'est un moyen palliatif, dont il faut
faire usage, s'il est bien digéré, lorsqu'il existe
une vive irritation de l'estomac, mais qui, loin

de détruire la cause prochaine de la gastralgie, tend plutôt à prolonger son existence, en entretenant la sensibilité nerveuse du principal organe de la digestion. Trop long-temps continué, il produit presque toujours cet effet; après avoir calmé l'éréthisme du système nerveux, il occasionne son atonie. Il a d'ailleurs l'inconvénient d'être très-venteux, et de donner souvent lieu à des coliques flatulentes. Enfin, certains malades guérissent en buvant à la glace, et en mangeant froid tous les alimens qui en sont susceptibles; pendant que certains autres se trouvent bien de boire et de manger à température ordinaire : quelques-uns sont soulagés en prenant les alimens et les boissons plus chauds que de coutume. Avouons donc qu'il est des circonstances où les personnes qui ont des névroses gastriques, doivent étudier leur estomac, et user des alimens qui passent le mieux, sans s'astreindre aux préceptes généraux. *Consultiùs est percontari, quod alimentorum genus optimè perpetitur, minimaque facessat incommoda, et hoc concedendum* (Schmidtmann).

Le goût, je dirai même les caprices du malade, doivent aussi être pris en considération par le médecin qui dirige le traitement; et à moins que son avidité ne se porte sur des objets évidemment nuisibles, il n'y a pas d'inconvénient de se rendre à ses désirs; bien au contraire, les alimens appétés avec ardeur, quoique indigestes de leur nature, passent ordinairement beaucoup mieux que des alimens plus légers, mais pris avec répugnance. L'essentiel est que le malade mange sans crainte; s'il a peur que certaines substances alimentaires lui fassent du mal, il doit s'abstenir de les prendre : l'idée qu'elles ne seront pas bien digérées en troublera la digestion. Pour que cette fonction s'exécute bien, il ne faut pas y faire attention; en un mot, pour bien digérer, il ne faut pas penser à ses digestions. On ne peut pas compter sur la guérison solide d'une gastro-entéralgie, tant que l'imagination du malade reste fixée sur son estomac.

J'ai insisté sur le régime qu'il convient d'ordonner aux individus attaqués de névroses gastriques, parce qu'il forme, après la direction du moral, la partie la plus importante du traitement. Cela est si vrai que ceux qui ne veulent ou ne peuvent pas obéir à ses lois guérissent difficilement de ces névroses. *Qui regiminis diætetici legibus se obligare nolunt aut nequeunt, ægerrimè à cardialgiâ consanescunt* (Schmidtmann). Un autre motif m'a déterminé à m'appesantir sur cet objet : c'est que les malades qui ont faim, et qui n'osent pas manger, de peur d'éveiller la gastro-entérite, sont dans une anxiété si pénible, et ces craintes chimériques sont tellement répandues aujourd'hui, qu'on rendrait un véritable service à l'humanité, si l'on parvenait à les détruire.

Évacuations sanguines et médicamens.

Nous devons, sans aucun doute, rejeter ce qu'il y a de suranné dans les théories de nos prédécesseurs; mais les faits qu'ils ont recueillis et les conséquences qui résultent de leur pratique doivent être conservés : ce n'est qu'en liant, avec ces matériaux, l'ancienne médecine à la nouvelle, que l'on parviendra à établir le traitement des maladies sur des bases solides. Or, l'expérience des anciens, confirmée par celle des bons observateurs modernes, prouve que le traitement des névroses doit varier selon leur nature; que ces maladies exigent tantôt les adoucissans, tantôt les toniques et tantôt l'emploi successif, ou, ce qui vaut presque toujours mieux, la combinaison de ces deux genres de moyens. La méthode adoucissante a été préconisée, d'une manière trop exclusive, par le docteur Pomme, et la raison en est facile à concevoir : il exerçait la médecine dans le midi de la France, par conséquent dans un climat très-chaud, où les névroses sont presque toujours par éréthisme. Whytt a recommandé, mais également d'une manière trop exclusive, la méthode tonique, et on le conçoit encore facilement : ce médecin pratiquait en Écosse, c'est-à-dire dans un climat très-humide, où les névroses sont généralement par atonie. Enfin, l'usage varié et l'association de ces deux méthodes ont été conseillés par Lorry et Tissot, ce qui n'est pas non plus difficile à comprendre : ces célèbres praticiens exerçaient la médecine dans des climats tempérés, où les névroses, étant moins influencées par l'action continuelle de la chaleur ou de l'humidité atmosphérique, varient davantage de caractère, sont tantôt par éréthisme et tantôt par atonie, suivant la disposition des individus et la nature des causes déterminantes. Ainsi le traitement médicinal des névroses gastriques est en harmonie avec le régime que j'ai indiqué, et ce que nous avons dit des alimens fait déjà pressentir ce que nous avons à dire sur les médicamens. Mais avant de les examiner, parlons un instant des évacuations sanguines.

XXII. Il est deux circonstances dans lesquelles ces évacuations sont utiles, et peuvent même devenir nécessaires; c'est lorsque le malade est pléthorique, et quand la suppression d'une hémorrhagie habituelle a précédé la gastralgie, comme dans le fait que je vais citer. Une fille de la campagne, âgée de vingt-six ans, jouissant d'une forte santé et sujette à des règles abondantes, qui duraient ordinairement une semaine, éprouva une indigestion de *gâteau* le premier jour de cet écoulement. Le flux menstruel s'est supprimé de suite, et cette fille fut prise d'une violente cardialgie, pour laquelle Schmidtmann a été consulté le septième jour. La région épigastrique était très-douloureuse, sans qu'il y eût le moindre

signe de plénitude des premières voies ; la malade
avait même de l'appétit, mais l'ingestion des alimens exaspérait beaucoup les souffrances. Du reste,
elle était si peu incommodée, qu'elle fit un mille
à pied pour se rendre auprès du médecin. Le pouls
était tendu et plein, mais non fébrile, et il n'y
avait aucun symptôme de fièvre. Reconnaissant
une cardialgie, qui, à raison de sa cause déterminante, devait faire craindre la gastrite, le praticien de *Melle* ordonna une large saignée du pied,
des vapeurs émollientes dirigées vers les parties
génitales, une nourriture douce, la poudre aérophore combinée avec le sous-borate de soude, le
safran et l'extrait d'if. A l'aide de cette médication,
les menstrues se rétablirent en peu de jours, la
douleur d'estomac disparut, et la santé fut parfaitement rétablie dans un court espace de temps. En
pareils cas, nul doute que la saignée générale ou
locale, selon les circonstances, ne contribue au
rétablissement, comme moyen accessoire et préservatif de l'inflammation ; mais lorsqu'il n'existe pas
d'indication de ce genre, la soustraction modérée
du sang, si elle ne devient pas nuisible, est au
moins superflue, et son émission démesurée produit constamment de mauvais effets.

Il peut cependant arriver que le malade se
trouve d'abord un peu mieux d'une saignée épigastrique, quoiqu'elle ne soit point indiquée ;
mais il retombe ensuite plus mal qu'avant cette

évacuation. En effet, lorsque les sangsues à la région de l'estomac diminuent les douleurs nerveuses de cet organe, cela vient uniquement de la révulsion que leurs piqûres déterminent sur la peau, et non de la déplétion des vaisseaux sanguins. La preuve, c'est qu'aussitôt que cet effet révulsif a cessé, par la dessiccation des piqûres, ces douleurs deviennent plus intenses. On observe la même chose dans les névralgies extérieures : les sangsues peuvent calmer momentanément les douleurs ; mais elles ne conduisent point à une guérison radicale, puisque, pour atteindre ce but, on est presque toujours obligé de recourir à d'autres moyens, surtout aux vésicatoires volans. Les médecins qui ne pensent qu'à la gastro-entérite, méconnaissent la cause de l'amélioration instantanée dont il s'agit, et, persuadés que la douleur d'estomac ne récidive que parce que la saignée n'a pas été assez abondante pour enlever l'inflammation, ils renouvellent l'application des sangsues toutes les fois que cette douleur reparaît. C'est ainsi qu'en voulant combattre une phlegmasie imaginaire, ces médecins aggravent et perpétuent les névroses gastriques.

Voilà ce qui arrive dans certains cas ; tandis qu'il en est d'autres où l'irritation cutanée, faite par les piqûres des sangsues, tourne immédiatement au profit de l'irritation interne, et ces derniers cas sont peut-être aussi nombreux que ceux dans lesquels ces piqûres produisent un soulagement, qui n'est jamais que momentané. En sorte que, sans parler de la faiblesse qui résulte nécessairement des saignées, et qui est toujours à craindre dans les gastralgies, l'abus des sangsues peut nuire de deux manières : 1° au moyen de la légère inflammation qu'elles occasionnent à la peau, elles exaspèrent directement, dans beaucoup de circonstances, l'irritation nerveuse de l'estomac; 2° en diminuant la quantité du fluide sanguin, elles donnent une prépondérance de plus en plus forte au système nerveux, et augmentent sa mobilité ; car rien n'exalte autant cette mobilité que la soustraction du sang faite outre mesure et mal à propos, comme le prouvent les convulsions qui succèdent aux grandes hémorrhagies. Les praticiens appelés à traiter des personnes atteintes de névroses gastriques doivent donc se tenir en garde contre l'abus des évacuations sanguines, et nos prédécesseurs avaient grandement raison lorsqu'ils disaient que le sang est le modérateur des nerfs. Cette manière de voir paraîtra bien surannée aujourd'hui; on sourira peut-être de pitié en voyant que je la rappelle ici : elle est vraie, néanmoins, et parfaitement conforme à la nature des choses.

J'ai encore vu dernièrement deux exemples des fâcheux résultats de l'abus dont il est question, et que j'ai déjà signalé, mais sur lequel on ne saurait trop revenir, tant il est contraire aux intérêts de la science et au bien des malades ; l'un sur une femme d'environ trente-six ans, à laquelle on a fait appliquer, dans l'espace de deux mois, cent quatre-vingts sangsues, pour une gastro-entérite chronique, dont l'existence peut être révoquée en doute ; je crois même qu'elle n'a jamais existé ailleurs que dans l'imagination du médecin qui a ordonné le traitement. D'après le rapport que l'on m'a fait sur la première période de la maladie, je suis persuadé que ce n'était qu'une simple affection nerveuse de l'appareil digestif. Bref, cette malade s'est rétablie, par le régime tonique, de l'état *exsangue*, du commencement d'hydropisie et des violentes douleurs gastriques dans lesquels je l'ai trouvée ; mais il a fallu du temps pour réparer tous ces désastres de la médecine physiologique : la guérison n'a été complète qu'au bout de trois mois. L'autre exemple a eu lieu chez un hypocondriaque de moyen âge : seize sangsues à l'anus, appliquées sans nécessité, pour des vertiges qui étaient purement nerveux, lui ont causé de vives douleurs intestinales et une susceptibilité nerveuse excessive, qu'il a eu de la peine à surmonter.

XXIII. Nous avons dit, en parlant du régime, que les alimens mucilagineux ne convenaient pas dans les névroses gastriques. Cette remarque s'applique également aux boissons médicinales. Celles qui contiennent beaucoup de mucilage, et notamment l'eau de gomme, si utiles dans la gastro-entérite chronique, aggravent presque toujours la gastro-entéralgie. Il est possible qu'elles réussissent dans les autres irritations nerveuses ; mais elles ne sont pas favorables à celles du canal digestif, probablement parce qu'un estomac qui est affecté de névrose a de la peine à les digérer. Ce qu'il y a de positif, c'est que les tisanes de cette nature produisent ordinairement des pesanteurs et des malaises à la région épigastrique ; qu'elles sont souvent rejetées par le vomissement, au moins dans une période avancée de la maladie, et que chez les malades qui ne les vomissent pas, elles occasionnent des flatuosités, des coliques très-douloureuses, et quelquefois des évacuations alvines. Tels sont même les effets des boissons mucilagineuses, qu'on doit, dans certains cas douteux, les regarder comme une pierre de touche, pour distinguer la gastralgie de la gastrite. Lorsque la maladie, loin de s'améliorer, fait des progrès sous leur empire, vous pouvez effectivement conclure qu'elle est nerveuse, ou du moins que l'affection du système nerveux y joue le principal rôle.

Parmi une infinité de faits que je pourrais citer à l'appui de ce que je viens de dire, j'en choisis un que j'ai maintenant sous les yeux, et dont la guérison n'est pas encore complète. C'est celui d'un homme d'environ quarante ans, qui avait une dyspepsie, qu'on a prise pour une gastro-entérite chronique, et traitée par la diète absolue, les sai-

gnées épigastriques et l'eau de gomme. Cette boisson a toujours passé difficilement, et le malade a
commencé à la vomir vers le trente-cinquième
jour de son emploi. Au lieu de regarder ce vomissement comme l'effet de l'exaltation de la sensibilité nerveuse de l'estomac, le médecin physiologiste l'attribua aux progrès de l'inflammation , et
prescrivit une quatrième application de sangsues.
Effrayés de ce que l'on voulait encore tirer du sang
à une personne dont la faiblesse et la maigreur
étaient déjà portées à un haut degré, ses parens
m'ont fait appeler en consultation. Considérant
que les antiphlogistiques avaient évidemment aggravé le mal, il me parut urgent de les abandonner , et de recourir à des alimens appropriés à l'état
des organes gastriques, d'autant plus qu'il n'y
avait point de fièvre, et que l'appétit se conservait. Quoique l'estomac ne pût pas supporter l'eau
de gomme , il supporta très-bien le bouillon gras,
d'abord coupé avec de l'eau de poulet, et ensuite
pur. On passa graduellement à une nourriture
plus substantielle, qui fut également bien digérée.
Depuis un mois que le malade use de ce régime,
sa convalescence marche rapidement, sans le secours d'aucune substance médicinale.

Lorsque les névroses gastro-intestinales sont indolentes, ou peu douloureuses, il n'est pas toujours
nécessaire d'avoir recours aux médicamens : l'éloignement des causes, la sécurité de l'esprit, le

choix des alimens , en un mot l'administration
bien entendue des préceptes de l'hygiène, suffisent
quelquefois pour les guérir. La nourriture douce
et légèrement tonique, dont nous avons indiqué
l'usage pour l'irritation nerveuse des organes digestifs , la calmera mieux que les boissons avec
lesquelles on est dans l'habitude d'inonder ces organes, et qui nuisent souvent par la difficulté qu'un
estomac nerveux éprouve à supporter les liquides.
D'un autre côté, l'alimentation décidément fortifiante que nous avons conseillée pour la véritable
atonie nerveuse des premières voies , sera plus
utile que les médicamens toniques. Il est même
des malades qui ne peuvent supporter aucune substance pharmaceutique , et chez lesquels on est
obligé de s'en abstenir, pour ne pas aggraver leur
situation. A part ces faits, qui ne sont pas fréquens, on peut néanmoins, si on le juge utile, se-
conder le régime par l'emploi modéré de quelques
médicamens convenables. Les boissons qui réussissent le mieux dans les cas de gastralgie par éréthisme, douloureuse ou non, sont l'eau de veau,
et surtout l'eau de poulet. Dans les circonstances
très-nombreuses où il n'y a point de soif, je conseille la gelée de ce dernier animal ; administrée
par cuillerées à café, elle remplace avantageuse-
ment la boisson, et produit les meilleurs effets :
c'est un bon calmant du genre nerveux. L'eau lactée convient aussi, mais seulement chez les ma-

lades qui digèrent bien le lait. Quand aux tisanes végétales, il en est peu qui soient sans inconvéniens. Les boissons acides aggravant presque toujours les névroses , principalement celles des voies digestives , il ne reste guère que l'eau d'orge et de gruau, celle de chiendent, de réglisse, de riz et l'eau panée, dont l'on puisse faire usage, encore les deux premières peuvent-elles nuire par leur qualité trop rafraîchissante. Avec ces moyens internes, il est à propos de faire concourir les moyens extérieurs qui remplissent la même indication de calmer sans trop affaiblir : ce sont les bains tièdes , les cataplasmes de riz et de mie de pain ou les fomentations de cette nature , appliqués sur la région épigastrique. Les lavemens ne sont pas sans utilité; mais je n'en parlerai pas maintenant, me réservant d'en régler la composition et l'emploi dans un article séparé : ils méritent une attention particulière, à cause des erreurs que l'on commet journellement à leur égard.

On pourra s'étonner de ce que je conseille l'eau de veau et de poulet, après avoir proscrit les boissons mucilagineuses. Il semble, au premier aperçu, que ces deux genres de boissons possèdent, à peu de chose près, les mêmes vertus médicinales; qu'elles ne diffèrent point assez, du moins, pour que les unes soient nuisibles là où les autres sont avantageuses. J'avoue qu'il paraît, sinon ridicule, au moins par trop minutieux, d'établir une grande différence entre les propriétés des tisanes dont il s'agit : je conviens même qu'il est des maladies dans lesquelles on peut les prescrire indistinctement; mais, encore une fois, ce n'est pas dans les névroses du canal digestif. Et qu'on ne dise pas que ce soit ici une simple hypothèse, un jeu de l'imagination; c'est l'expression des faits les plus authentiques et les mieux avérés. La pratique de Viridet, de Pomma, de Lorry, de Tissot, de Louyer-Villernay, et ma propre expérience, prouvent que l'eau de veau ou de poulet concourt souvent à adoucir ces névroses ; tandis qu'il résulte d'une multitude d'observations, dont nous avons parlé, que les boissons fortement mucilagineuses ne les calment que très-rarement, s'il est vrai qu'elles les calment quelquefois. On sait, d'ailleurs, que la gélatine animale peut guérir les fièvres intermittentes, qui sont fréquemment de nature nerveuse; et il serait possible, comme Viridet l'a prétendu, qu'en raison de la gélatine dont ils sont chargés , les bouillons de veau et de poulet aient quelque chose de spécifique contre les irritations de nerfs. A la vérité, je ne le pense pas : j'admets la *spécificité* de certains médicamens contre certaines maladies , du mercure, par exemple , contre la syphilis , et du quinquina contre les affections périodiques ; mais je ne crois pas à celle de ces bouillons contre les névroses des organes digestifs. Selon nous, les avantages incontestables qu'ils ont alors sur les boissons mucilagineuses viennent uniquement de ce qu'ils sont plus faciles à digérer. Un fait certain, c'est que les estomacs nerveux supportent mieux, en général, les substances animalisées que celles purement végétales.

XXIV. Quoi qu'il en soit des vertus et de la manière d'agir de l'eau de veau et de l'eau de poulet, le traitement adoucissant, dont elles font partie, ne doit pas être long-temps continué, parce qu'une fois que l'éréthisme nerveux, qui l'a rendu nécessaire, est calmé, l'atonie nerveuse se manifeste, et il fait alors plus de mal que de bien. *Gorter* avait déjà signalé les mauvais effets de l'usage prolongé de ce traitement. « Les relâchans, dit ce médecin, pallient et diminuent communément les symptômes nerveux, mais ils ne les guérissent jamais parfaitement ; et quand on les emploie trop long-temps pour calmer les douleurs, ils fixent tellement la maladie, qu'il n'est plus possible dans la suite de la détruire (1). On trouve la même opinion dans les traités les plus estimés sur les maladies nerveuses, et surtout dans l'excellent Mémoire de Schmidtmann. *Erethismo ventriculi sublato, omninò necessarium est, ut ejus infirmitati consuletur, atque tonus normalis et energia restituatur : alioquin enim reditus mali tædiosi utplurimùm timendus est.* Mais, si une longue médication adou-

---

(1) *Praxis medicæ systema*, Hardervici, 1750.

cissante entretient et perpétue les maux de nerfs, il y a aussi du danger à passer tout d'un coup à l'emploi des fortifians ; ce passage subit et sans gradation ne manque pas de renouveler l'irritation nerveuse : il pourrait même enflammer l'estomac. Pour obvier à ce double inconvénient et arriver à une guérison solide, le seul parti à prendre consiste à associer les toniques aux relàchans, dès que ces derniers cessent d'être avantageux. Les bouillons de poulet ou de veau, dans lesquels on met des feuilles de pissenlit, de chicorée sauvage, d'oranger, le fruit du houblon, la germandrée, la fumeterre, la racine de patience, etc.; une décoction d'orge et de quinquina, l'eau de riz avec addition d'un peu de cachou, ou tout autre moyen analogue, remplissent l'indication proposée. Si l'on veut simplifier les prescriptions et éviter le mélange de plusieurs médicamens, on choisit des substances dans lesquelles un principe tonique se trouve réuni à une matière douce : de ce nombre sont le *cassia lignea*, vanté par Tissot pour les occasions où il y a tout à la fois faiblesse et mobilité des premières voies; le lichen d'Islande, le gland de chêne brûlé et réduit en poudre. L'infusion sucrée de cette dernière substance m'a procuré de nombreux succès; prise à la fin des repas, en guise de café, elle facilite singulièrement les digestions : j'ai vu des dyspepsies, et même des douleurs d'estomac, disparaître par l'emploi de cette infusion, qui n'a rien de désagréable au goût. La médication externe sera modifiée comme celle de l'intérieur. Ainsi les bains frais remplaceront les bains tièdes, et des substances toniques, telles que l'écorce de chêne, seront ajoutées aux cataplasmes ou aux fomentations que l'on applique sur l'épigastre.

XXV. La sensibilité extraordinaire de l'estomac étant calmée par l'emploi de ces moyens et de ceux dont nous parlerons tout à l'heure, cet organe peut supporter une médication plus fortifiante. Il convient alors d'abandonner les adoucissans, pour continuer l'usage des toniques, si des substances médicinales paraissent encore nécessaires, si l'on croit ne pas devoir s'en rapporter à la diététique pour compléter le rétablissement. L'abus que l'on faisait autrefois des corroborans ne doit pas les faire exclure maintenant de la pratique médicale; ils ne sont véritablement incendiaires que dans des mains qui ne savent pas les manier, c'est-à-dire quand on les emploie à trop forte dose, ou mal à propos : administrés avec prudence et en temps opportun, les toniques constituent effectivement, malgré la prévention qui s'élève aujourd'hui contre eux, les seuls agens pharmaceutiques capables de raffermir les nerfs, de les *fixer* lorsqu'ils sont trop mobiles, comme le disaient avec raison nos prédécesseurs, et d'achever la guérison. Dans cette vue, on se sert plus particulièrement de la rhubarbe, de la valériane des bois, de la gentiane, du chardon-bénit, de l'absinthe, de la petite centaurée, de la ménianthe, de la racine de columbo, du quinquina, du fiel de bœuf, des préparations ferrugineuses, de l'eau de Seltz, de la glace et de l'eau glacée, des bains froids, de l'emplâtre de thériaque et d'assa fœtida sur la région épigastrique. Mais il est possible de varier davantage ce genre de médicamens : tous les amers et toutes les substances toniques qui ne contiennent point de matière stimulante, ou dans lesquels aucun principe stimulant ne prédomine, en d'autres termes, tous les agens qui fortifient les premières voies, sans les exciter, peuvent être employés avec succès, moyennant qu'ils soient appropriés à l'idiosyncrasie particulière de l'estomac; car il n'existe pas de médicament qui réussisse dans tous les cas. *Nullum est pharmacum*, dit Schmidt-mann, *quod in omnibus casibus et ubicumquè cunctorum malorum, etsi ejus generis, sanationem consummabit.* De manière que l'on est quelquefois obligé de tâtonner avec les fortifians, comme avec les alimens et les autres moyens médicinaux, jusqu'à ce que l'on trouve celui qui convient le mieux aux organes digestifs du malade.

XXVI. Le traitement médicinal des gastro-entéralgies qui portent l'empreinte de la faiblesse dès leur origine, diffère de celui que nous venons d'exposer, en ce qu'il faut toujours s'abstenir des relâchans purs. Dans la plupart des circonstances, on doit commencer par la médication mixte, ou du moins par les corroborans les plus faibles, attendu qu'il est rare qu'un estomac affecté de névrose, même par atonie, puisse supporter de prime abord les toniques actifs. Schmidtmann, qui traite des sujets peu irritables, et que l'on n'accusera sûrement pas de craindre les toniques, conseille néanmoins de commencer par les plus doux, et de ne passer aux autres que graduellement...... *Lenioribus et refractâ dosi incipiendum, et pedetentim in utrisque ascendendum.* Je ne conteste pas les nombreux succès que Whytt obtenait par les fortifians énergiques administrés au commencement de la maladie ; mais cette méthode ne réussirait pas aussi fréquemment en France, d'abord par la raison que les névroses primitivement atoniques y sont moins communes qu'en Angleterre, et ensuite parce que nous sommes généralement d'une constitution plus irritable que les Anglais. Ce qui fait d'ailleurs que le praticien a rarement l'occasion de débuter par de forts corroborans, c'est que l'usage des sangsues et des autres antiphlogistiques est si répandu aujourd'hui parmi nous, qu'on rencontre peu de malades qui n'aient pas déjà abusé de ce traitement, et chez lesquels l'irritabilité dont s'accompagne ordinairement l'atonie nerveuse, n'ait pas été exaspérée par cet abus ; en sorte qu'avant d'arriver aux moyens décidément curatifs, on se trouve sou-

vent dans la nécessité, pour ne pas exaspérer davantage cette irritabilité et éviter la gastrite, de
modérer l'énergie des toniques par l'association de
quelques adoucissans.

Ainsi, les tempérans et les toniques, isolés les
uns des autres, sont également contraires dans les
circonstances où l'atonie nerveuse est compliquée
d'une vive exaltation de la sensibilité, qu'il vaudrait mieux nommer *impressionnabilité*, et ce n'est
pas, comme le pensai Grimaud, dans l'usage alternatif de ces moyens, mais dans leur combinaison, que consiste le véritable traitement de ces
névroses. Ce raisonnement ferait comprendre l'utilité de cette combinaison et les inconvéniens de
la méthode opposée, lors même que l'expérience
ne les démontrerait pas. Qui ne sent 1° que les
tempérans, avec lesquels on commence le traitement, augmentent l'atonie; 2° que les corroborans,
administrés ensuite contre la débilité, réveillent
l'impressionnabilité, qui n'était qu'assoupie et
qui ne cessera même tout-à-fait que par le rétablissement des forces nerveuses; 3° qu'étant obligé,
en conséquence, de changer plusieurs fois de médication, on détruit par l'une les avantages obtenus
par l'autre, et qu'on éternise la maladie au lieu
de la guérir ? Tandis qu'en combattant en même
temps, par la réunion des adoucissans et des toniques, les deux élémens morbides, on dispose à
une guérison radicale, qui s'accomplira par

les fortifians seuls. On ne peut trop insister sur cet objet, parce que les cas dont il s'agit se rencontrent fréquemment dans la pratique, et parce que des vérités aussi importantes ne sauraient, par le temps qui court, être inculquées assez profondément dans l'esprit des médecins : s'ils en étaient bien pénétrés, et si les malades suivaient mieux les conseils qu'on leur donne, on ne verrait pas tant de maladies nerveuses se prolonger indéfiniment.

XXVII. Les sédatifs doivent aussi entrer dans le traitement des névroses gastro-intestinales. Associés aux substances pharmaceutiques dont nous avons parlé jusqu'ici, ces médicamens peuvent être utiles dans les cas de simple exaltation de la sensibilité nerveuse des organes digestifs, et devenir nécessaires quand la maladie est douloureuse ; ils constituent même l'un des principaux moyens curatifs des gastralgies caractérisées par une vive souffrance. C'est ainsi que les névralgies de l'estomac et des intestins, telles que la cardialgie, la gastrodynie, la colique nerveuse, etc., cèdent souvent à la médication sédative. J'en ai vu plusieurs exemples, et Trnka en a rapporté un grand nombre dans son Traité sur la cardialgie.

Parmi les moyens propres à remplir cette médication, on distingue l'eau à la glace et, surtout, la glace elle-même. Dangereuses dans les gastro-entérites chroniques, ces deux substances sont souvent d'une grande efficacité contre les gastro-entéralgies,

non seulement comme toniques, mais aussi sous le
rapport de leur qualité sédative : prises à l'intérieur, ou appliquées sur l'épigastre, elles contribuent puissamment à la guérison. On m'a assuré
que la glace appliquée sur cette partie avait enlevé
promptemement de violentes douleurs d'estomac,
et cela ne m'étonne pas, d'après les succès que
j'ai obtenus de ce moyen dans des névralgies
extérieures. Tissot prétend même que l'eau
froide peut guérir seule certaines névroses gastriques; ce qui me paraît cependant difficile à
croire, à moins que le malade ne se soumette en
même temps aux règles diététiques, qui suffisent
quelquefois pour faire disparaître la maladie. Une
chose plus énergique, et qui a eu, sous mes yeux,
des résultats très-favorables, c'est un mélange de
glace râpée et de sucre en poudre, ingéré par cuillerées à café, plusieurs fois par jour. On ne saurait trop recommander ce moyen; c'est l'un des
meilleurs que l'on puisse employer dans les circonstances où une vive sensibilité de l'estomac est
jointe à l'atonie nerveuse de cet organe. Il est,
sans doute, superflu de dire qu'on doit s'abstenir
des réfrigérans lorsqu'il y a éréthisme prononcé,
et quand, en raison de la cause déterminante ou
des dispositions individuelles, la gastrite est à
craindre.

D'après quelques essais que j'ai entrepris, la
thridace et les autres préparations de laitue offrent

peu d'utilité dans les affections nerveuses de l'estomac; nous croyons même avoir remarqué que
ces substances pouvaient nuire dans les cas d'a-
tonie, probablement parce qu'elles sont trop ra-
fraîchissantes : leur propriété anodyne permet
néanmoins de les ordonner lorsque l'éréthisme
nerveux est évident. Mais la pharmacie nous fournit un agent plus actif, et duquel on retire presque
toujours de grands avantages : c'est l'opium. Quand
la maladie est peu douloureuse, on peut le prescrire à la dose d'un quart de grain, incorporé
dans le beurre de cacao, l'extrait mou de quinquina ou de gentiane, selon qu'il y a irritation ou
débilité nerveuse des premières voies. S'agit-il de
combattre une violente douleur d'estomac ou des
intestins, une névralgie de ces organes, il est rare
que cinq à six gouttes anodynes de *Rousseau*, sur
un morceau de sucre, ou un grain d'opium muqueux, répétés toutes les quatre heures, ne les
calment pas en peu de temps; le sirop de diacode,
à la dose d'une à deux onces, dans une potion calmante, produit quelquefois le même effet. A la
vérité, les souffrances peuvent se renouveler; mais
en continuant l'usage du même remède, on parvient souvent à arrêter leur marche, et, dans les
autres cas, à les rendre supportables. C'est ce qui
a lieu chez certaines personnes pour lesquelles l'o-
pium est un besoin de première nécessité. J'ai été
consulté par deux hommes et une femme qui sont

obligés, s'ils veulent éviter de violentes douleurs d'estomac, d'en prendre jusqu'à dix grains par jour.

Ce n'est pas seulement comme sédatif, comme propre à calmer la trop grande sensibilité et les douleurs d'estomac ou des intestins, que l'opium est utile dans le traitement des névroses de ces organes. Il convient encore comme somnifère, pour procurer du sommeil aux malades qui en sont privés; et cet avantage est d'autant plus précieux, que c'est presque toujours pendant les nuits qu'ils passent dans l'insomnie, lorsqu'ils sont seuls, abandonnés à eux-mêmes et au milieu des ténèbres, que les hypocondriaques se livrent à de tristes réflexions, que leur imagination travaille, qu'ils se creusent la tête. Il importe donc de les faire dormir, afin de les soustraire à cette occupation mentale, à ces idées chimériques, qui ne manquent jamais d'aggraver la maladie. Quatre à huit grains de pilules de cynoglosse peuvent remplir ce but salutaire.

Quoi! pourra-t-on me dire, vous ne craignez pas d'ordonner l'opium aux hypocondriaques? Ignorez-vous qu'ils ont une irritation cérébrale, et que les opiacés pourraient la faire passer à l'état de phlogose? Je sais que l'opium agit d'une manière spéciale sur le système encéphalique; que ce médicament ne convient pas lorsque le cerveau est disposé à s'enflammer; qu'il produit souvent une congestion de cet organe. Mais je crois savoir également

18

qu'on a beaucoup exagéré les dangers que les préparations d'opium font courir aux personnes attaquées d'hypocondrie, et que l'affection cérébrale,
primitive ou secondaire, qui existe dans cette maladie nerveuse, acquiert très-rarement les caractères de l'inflammation. Ce qu'il y a de positif, c'est
que ces préparations ont été avantageuses à un
grand nombre d'hypocondriaques auxquels je les
ai conseillées, et que je ne me suis point encore
aperçu qu'elles aient aggravé l'affection cérébrale
dont ils étaient atteints. D'où il m'est permis de
conclure que la crainte d'occasionner l'encéphalite
par l'emploi de l'opium est fréquemment chimérique, au moins dans les névroses; qu'elle est fondée sur une théorie erronée et non sur des faits, et
qu'on a tort de se priver d'un médicament aussi
utile, sans le secours duquel Sydenham aurait
renoncé à l'exercice de la médecine.

Il est des praticiens qui n'osent pas administrer
ce médicament dans les névroses gastro-intestinales,
de peur de resserrer le ventre. Cette crainte peut
avoir quelque chose de juste, bien qu'il soit possible aussi qu'on attribue souvent au remède ce qui
n'est que l'effet de la maladie; car on sait que ces
névroses s'accompagnent habituellement de constipation. Nous sommes loin de dire toutefois que
l'introduction de l'opium dans l'estomac réussisse
toujours, ni qu'elle ne produise jamais les mauvais
effets qu'on lui reproche. Mais si l'on s'aperçoit que

son usage intérieur ait des inconvéniens, il est facile de le suppléer par des applications opiacées sur la région épigastrique. Les plus usitées sont l'emplâtre de thériaque et d'opium brut, un morceau de flanelle trempé dans une forte solution aqueuse de cette dernière substance, des frictions avec un mélange d'axonge et d'extrait thébaïque. J'ai obtenu des résultats avantageux d'un liniment composé d'une once d'eau distillée d'amandes amères, et de huit à seize grains de cet extrait. Enfin, dans les névralgies rebelles de l'estomac, on peut avoir recours à des topiques plus efficaces et qui calment ces sortes de douleurs d'une manière presque sûre. Il s'agit d'enlever l'épiderme sur un point de l'épigastre, au moyen d'un vésicatoire, et de recouvrir la plaie d'un emplâtre d'opium, ou d'y appliquer de l'acétate de morphine, réduit en poudre impalpable. Cette dernière préparation étant douée d'une grande activité, la prudence veut que l'on débute par une dose très-faible, celle d'un demi-grain, par exemple, et qu'on l'augmente ensuite graduellement. MM. Villermé et Lambert ont constaté les heureux succès de ce procédé, et je n'hésiterai point à l'employer lorsque l'occasion s'en présentera.

D'autres narcotiques peuvent aussi être employés utilement contre les gastro-entéralgies. C'est ainsi que Whytt a vu de très-bons effets de l'extrait de jusquiame, pris à l'heure du coucher, depuis un grain

et demi jusqu'à trois ou quatre grains, et répété
le matin à plus petite dose. Quoique cet extrait
soit un remède bien moins puissant, dit le médecin écossais, que les préparations opiacées, cependant il mérite de leur être préféré en plusieurs cas,
par la raison qu'il tient souvent le ventre libre.
Schmidtmann vante beaucoup l'eau de laurier-
cerise, à la dose de quinze gouttes, que l'on peut
augmenter par degrés, dans une potion convenable. Comme il n'est pas douteux maintenant,
dit-il, que le laurier-cerise ne possède, outre ses
autres vertus, une propriété stupéfiante et narcotique, j'ai conjecturé que son eau distillée convien-
drait dans des maladies provenant d'un excès de
sensibilité des nerfs, et cette conjecture ne m'a
point trompé : ayant fréquemment prescrit cette
eau, tant dans la cardialgie nerveuse que dans
celle qui est due à des stases du ventricule, j'en ai
retiré de grands avantages. *Nunc temporis extrà
omnem dubitationis aleam positum est, lauroceraso,
præter alias dotes medicas, prævalentem inesse facul-
tatem stupefacientem et narcoticam. Inde hariola-
bar, eum probabiliter convenire in malis ex immodicâ nervorum sensibilitate oriundis, atque hæc
conjectura me non fefellit. Frequentissimè aquam
laurocerasi in cardialgiâ tàm nervosâ, quàm in illâ
ex stasibus ventriculi proficiscente, cum luculento
emolumento adhibui.* Bien que la belladone et les
autres succédanés de l'opium aient été moins sou-

vent utiles, on ne doit pas les négliger, parce qu'ils ont réussi dans certains cas, et parce que les maladies nerveuses étant sujettes, sous le rapport de leurs moyens curatifs comme sous les autres, à des anomalies extrêmement bizarres, il est à propos d'avoir plusieurs sédatifs à sa disposition, afin de choisir le plus approprié au sujet que l'on traite; ce qui ne peut être déterminé que par la sagacité du praticien.

XXVIII. Après la douleur, aucun symptôme des gastro-entéralgies ne tourmente plus le malade que la constipation. Il est donc très-important de la prévenir quand elle n'a pas lieu, et de la faire cesser lorsqu'elle existe. Comme l'alimentation contribue beaucoup à relâcher ou à resserrer le ventre, il est possible d'éviter la suspension des selles par des alimens convenables, et de les rappeler par un changement de nourriture. Ainsi, les individus qui sont constipés en se nourrissant de substances débilitantes, pourront cesser de l'être en passant au régime tonique, et *vice versâ*. J'ai vu ce changement faire céder des constipations très-opiniâtres et rebelles à tout autre moyen. S'il est insuffisant pour rétablir les évacuations alvines, on doit conseiller les suppositoires de beurre de cacao, de suif ou de toute autre substance analogue : ils réussissent quelquefois. Deux cuillerées d'huile d'amandes douces, injectées dans le rectum, peuvent aussi atteindre le but désiré. Enfin, lorsque la constipation résiste à ces.secours, on est forcé d'employer les lavememens; mais il ne faut point les répéter trop souvent, comme on le fait aujourd'hui, parce que leur fréquence produit des accidens, qui ne sont nullement compensés par l'avantage des évacuations qu'ils déterminent. En effet, ces évacuations ne soulagent que momentanément; tandis que les coliques flatulentes, les gonflemens abdominaux, la tympanite même, occasionnés par l'abus des lavemens, durent plusieurs jours. Ces inconvéniens résultent surtout des lavemens les plus usités, comme de ceux à l'eau tiède, à la graine de lin, etc.; et ce n'est pas le seul reproche qu'on puisse leur faire; ils méritent encore celui de n'être que des moyens palliatifs, et d'entretenir même le mal auquel on veut remédier par leur emploi; car il est de fait que, dans les névroses gastriques, les lavemens émolliens perpétuent la constipation; qu'elle devient d'autant plus difficile à vaincre qu'on en use davantage, et que plus on en prend, plus on est obligé d'en prendre. Ce que nous disons ici, je l'ai observé dans une multitude de faits, notamment sur moi-même. Puisque l'eau en boisson vous incommode, me disait le médecin physiologiste qui me traitait, injectez-vous une grande quantité de ce liquide par l'anus, inondez-en les intestins. Le conseil fut mis à exécution; mais des borborygmes, des flatuosités, des distensions énormes et très-douloureuses du ventre, en étaient constamment la suite, et ces incommodités devenaient plus pénibles lorsqu'on rendait les lavemens mucilagineux. Ce médecin ignorait, et je ne savais pas non plus alors, que le tube intestinal souffre de la présence de l'eau, quand l'estomac a de la peine à la supporter.

Il y a deux moyens pour éviter les inconvéniens dont je parle. Le premier, c'est d'éloigner les lavemens le plus possible, de n'en faire usage que quand le besoin des selles se fait vivement sentir, c'est-à-dire tous les cinq à six jours. Une constipation de huit jours même ne pouvant avoir aucune suite fàcheuse, il convient d'autant mieux d'attendre cet espace de temps, que les évacuations spontanées, qui peuvent survenir, sont toujours plus favorables que celles qu'on est obligé de provoquer. Le second moyen consiste à rendre l'eau des lavemens moins débilitante, par l'addition d'une substance légèrement tonique. Dans cette vue, je me sers ordinairement de la cassonnade ou du sucre, à la dose d'une à deux onces. Avec ces lavemens, il est possible de remplir toutes les indications; il n'y a qu'à les faire prendre tièdes dans les cas d'éréthisme nerveux, et froids dans ceux où l'atonie est évidente. Du reste, on peut introduire d'autres liquides par l'anus, et les varier à volonté, moyennant qu'ils soient à peu près de même nature que les boissons dont nous avons conseillé l'usage, et qu'on ait soin de tenir un juste milieu entre les corps trop atoniques et ceux qui excitent trop fortement.

Ces derniers sont très-dangereux dans les névroses gastriques. J'ai éprouvé d'horribles douleurs d'entrailles, après avoir pris un lavement dans lequel on avait ajouté une cuillerée de vinaigre ; et il est à ma connaissance que le même phénomène a eu lieu chez d'autres personnes. Le sel, si souvent employé dans les lavemens, est plus à redouter encore, puisqu'il peut entraîner des accidens mortels. Notre estimable confrère, le docteur Bourdet, a péri de cette manière à l'âge de 51 ans. Doué d'une constitution très-nerveuse et digérant mal, depuis plusieurs années, surtout quand il faisait usage d'alimens atoniques, ce médecin fut attaqué, après un profond chagrin et pendant les grandes chaleurs de l'été 1825, d'une violente gastro-entéralgie, qu'il a prise pour une gastro-entérite chronique. Je lui conseillai l'opium pour calmer ses douleurs épigastriques. Comment, me dit-il, vous voudriez introduire de l'opium dans un estomac *qui est tout en feu !* Cependant, le feu n'était que dans son imagination, car il n'y avait aucun symptôme inflammatoire, tandis que la névrose gastrique était manifeste. Mais l'idée d'avoir une phlegmasie des premières voies était si fortement empreinte dans l'esprit du malade, qu'il ne m'a pas été possible de la détruire. Contre mon avis, et à mon grand regret, il s'est fait appliquer trois ou quatre fois les sangsues sur la région épigastrique, et se soumit, en outre, au traitement antiphlogistique le plus rigoureux. Ainsi que cela devait être, la maladie a fait des progrès rapides; en moins de trois mois, la sensibilité nerveuse du canal digestif, la maigreur, la faiblesse et l'affection morale, furent portées au dernier degré. Tourmenté par une constipation invincible, et voulant, à toute force, se faire aller à la garde-robe, cet infortuné prit, pendant trois jours de suite, des lavemens fortement saturés de muriate de soude. Il en résulta une dyssenterie épouvantable, qui l'a enlevé le douzième jour.

Dans son principe, cette maladie n'avait rien de fâcheux. La sécurité de l'esprit, une nourriture convenable et quelques calmans, l'auraient guérie. C'est aux antiphlogistiques, continués avec une déplorable persévérance, qu'on doit attribuer les progrès effrayans qu'elle a faits. La sensibilité du canal alimentaire ayant été exaltée par les sangsues, les mucilagineux et la diète, les lavemens d'eau salée ont enflammé la muqueuse des gros intestins, comme tout autre stimulant aurait pu enflammer celle de l'estomac, si on l'eût introduit dans cet organe. Quoique l'autopsie manque à ce fait, il me paraît si concluant, que j'ai cru devoir le rapporter en peu de mots, pour l'instruction des médecins affectés de gastro-entérite chronique imaginaire.

XXIX. Comme nous l'avons dit en traitant du diagnostic , les névroses gastro-intestinales s'accompagnent assez souvent de vomissemens aqueux ou glaireux, lesquels se manifestent ordinairement le matin à jeûn, ou à la fin des digestions, et quelquefois dans tout autre moment. Ce symptôme , plus fréquent peut-être dans la malacie et le pica que dans les autres gastralgies, nécessite des moyens particuliers. L'eau de Vichy, prodiguée par quelques médecins dans la plupart des maladies chroniques du principal organe digestif , convient plus spécialement en pareil cas ; coupée avec la décoction de chiendent lorsque l'irritation nerveuse prédomine, et avec une infusion amère quand l'atonie est prononcée, cette eau, à la dose de deux verres pendant la matinée, contribue beaucoup à la guérison : on la prend aussi dans les repas, mêlée avec le vin. C'est dans les gastralgies en question, auxquelles on pourrait donner l'épithète *humides,* que la magnésie, tant vantée contre les aigreurs d'estomac, est également utile : dix à vingt grains de cette substance dans le premier verre d'eau de Vichy, ou combinés avec la rhubarbe et pris immédiatement avant de manger, produisent les meilleurs effets. On reproche à ce médicament d'être insoluble, et cela est possible ; mais l'observation prouve qu'il est avantageux, et dès-lors peu importe la théorie chimique. Les pastilles de magnésie ne sont pas sans utilité non plus, et celles de bi-carbonate de soude, inventées dernièrement par M. *Darcet*, ont eu des avantages marqués. Quant à l'eau magnésienne, si prônée depuis quelque temps, je doute qu'elle soit favorable dans les névroses gastriques : les personnes qui en font usage ont le ventre ballonné et distendu par une grande quantité de gaz ; ce qui vient probablement de l'acide carbonique que cette eau contient, et qui sert à tenir la magnésie en dissolution. Une chose positive, c'est que je l'ai ordonnée plusieurs fois sans succès ; elle a même été nuisible dans quelques circonstances. Les yeux d'écrevisses, l'eau de chaux, le sous-carbonate de soude et le sous-carbonate de potasse liquide, sont recommandés par Schmidtmann, et pourraient être employés lorsque les autres absorbans ne réussiraient pas. Il dit aussi que l'assa fœtida et le fiel de bœuf conviennent plus particulièrement dans cette espèce de cardialgie, ce que je n'ai point vérifié par l'expérience, ne les ayant jamais ordonnés en semblable occasion.

XXX. La difficulté que les individus qui ont des gastro-entéralgies éprouvent souvent à digérer, et plus encore le mauvais régime dont ils usent fréquemment, font que ces affections nerveuses peuvent se compliquer d'embarras gastrique et de plénitude saburrale, pour lesquels il ne faut jamais employer le tartre stibié, ni les purgatifs irritans ; le praticien de *Melle* les a vus produire des accidens mortels. La réduction des alimens, la diète absolue même, lorsqu'elle est indispensable, font ordinairement cesser cette complication. S'il est des circonstances où le régime ne suffise pas, l'ipécacuanha peut devenir avantageux ; mais on doit le prescrire avec une grande réserve, car j'ai été témoin d'un fait dans lequel ce médicament a déterminé la gastrite. Les minoratifs, tels que la manne, l'huile de ricin, le sirop de rhubarbe, etc., sont quelquefois nécessaires et ne font courir aucun danger aux malades, pourvu qu'on n'en abuse pas. On pourrait aussi administrer la poudre aérophore, à dose suffisante pour exciter des évacuations ; Schmidtmann en obtient toujours de grands avantages dans les cas dont il s'agit. Le miel, que l'on croirait propre à remplir la même indication, ne convient pourtant pas, d'abord par la raison que sa vertu laxative est extrèmement faible et qu'il resserre souvent le ventre au lieu de le relàcher, et ensuite parce qu'étant très-venteux, il produit tous les accidens qui résultent d'un grand développement de gaz dans le canal digestif.

XXXI. Indépendamment des substances médicinales que nous avons indiquées jusqu'à présent, et qui constituent, en quelque sorte, les médications générales des gastralgies, il en est d'autres dont l'expérience a constaté l'utilité dans quelques-unes de ces affections, et que l'on peut regarder, jusqu'à un certain point , comme formant des médications *spécifiques*. La noix vomique est la première sur laquelle nous devons fixer notre attention, à cause des nombreux succès qu'elle procure à Schmidtmann. On sera surpris de voir mettre cette substance parmi les moyens curatifs d'une névralgie de l'estomac; mais la justice veut que l'on écoute ce médecin , avant de le condamner. Or voici, en langue française, ce qu'il dit à cet égard : je le traduis, parce que les ouvrages sur les maladies nerveuses étant quelquefois lus par des personnes étrangères à la langue latine, il est bon que tous les lecteurs puissent le comprendre.

« Peu satisfait des moyens généralement employés pour la curation de la cardialgie, j'ai réfléchi long-temps à l'effet d'en découvrir de plus efficaces. La noix vomique s'est présentée à mon esprit. Linnée, autant que je puis le savoir, en a fait mention le premier, comme d'un remède contre cette névrose. Cullen en parle seulement d'après Linnée, sans l'avoir expérimentée lui-même. Il est étonnant que Murray, disciple du grand législateur de la nature, n'ait rien dit de la qualité sédative de ce médicament; mais l'expérience des autres médecins prouve clairement qu'il doit être compté au nombre des narcotiques et des stupéfians les plus actifs. Fondé sur cette expérience, je l'ai essayé dans la cardialgie, et j'ai eu lieu de m'en applaudir, car il m'a procuré une infinité de succès. Si la noix vomique ne détruit pas le mal radicalement, elle l'adoucit pour un temps plus ou moins long, et le supprime souvent tout-à-fait. Cette substance produit un effet très-prompt, et, instruit par plusieurs centaines d'observations, je pense que Hufeland a eu raison de dire qu'elle calme les douleurs et les spasmes avec autant de célérité que l'opium et les autres narcotiques énergiques. De plus, le principe amer et astringent contenu dans la noix vomique, remédie à la débilité et à l'atonie du ventricule. En un mot, depuis que j'ai reconnu la propriété anti-cardialgique de ce médicament, et qu'il a comblé mes vœux dans une multitude innombrable de faits, je le regarde comme le principal moyen curatif de la cardialgie , et comme devant servir de base à son traitement. Mais j'ai recours , en même temps, à d'autres agens pharmaceutiques , et je les varie selon les circonstances qui accompagnent cette névrose.

» Il ne faut pas croire néanmoins que la noix vomique soit exempte de danger : sa dose doit être définie avec l'attention la plus scrupuleuse, et je m'étonne que Hagstoem en ait prescrit impunément jusqu'à un scrupule à la fois. Ce qui m'est arrivé à moi-même prouve avec quelle circonspection on doit faire usage de ce médicament. Ayant pris deux grains de son extrait à sept heures du matin et autant à dix heures, pour apaiser une colique nerveuse, et étant allé ensuite voir mes malades, j'ai été saisi, dans la rue, d'une telle rigidité des extrémités inférieures, qu'elles n'obéissaient plus à ma volonté; je chancelai, et je me vis au moment de tomber par terre. Les muscles de la face furent atteints de la même tension. Enfin, j'éprouvai des vertiges et une sorte d'ivresse, qui m'ont forcé à m'appuyer contre une muraille. Cet état dura un quart d'heure, au bout duquel tous les symptômes disparurent. Un hypocondriaque, auquel j'avais ordonné la noix vomique, sous forme de pilules et mêlée avec d'autres substances, en éprouva aussi des accidens très-graves, qui me donnèrent beaucoup d'inquiétude, sans doute parce que le mélange aura été mal préparé. Quoi qu'il en soit, ces exemples m'ont rendu circonspect dans l'usage de la noix vomique, et m'ont fait penser qu'il fallait toujours l'ordonner séparément, comme les autres médicamens héroïques, afin que sa dose puisse être déterminée d'une manière plus exacte. Chez les adultes, je commence par deux grains de sa poudre, et, au besoin, je monte graduellement jusqu'à quatre, six grains et plus. Dans l'administration de l'extrait, je débute par un grain toutes les deux ou trois heures. Pour consolider la guérison, il est nécessaire que l'usage de ce médicament soit continué pendant plusieurs semaines. L'observation suivante en fera voir les bons effets.

» Une fille de vingt et quelques années était tourmentée, depuis quatre ans, par une violente cardialgie , dont les attaques se renouvelaient souvent, et pour laquelle une foule innombrable de remèdes avaient été employés sans succès. En dernier lieu, la maladie s'était même exaspérée par l'usage des eaux minérales salines, qu'un médecin vétérinaire , célèbre dans son pays , avait conseillé. Ayant entendu dire que j'étais heureux dans le traitement des affections nerveuses de l'estomac, cette fille se détermina enfin à venir me demander des secours contre les vives souffrances qu'elle éprouvait. Son habitude extérieure était cachectique et annonçait une mauvaise santé : cependant la langue, le goût et l'appétit, ne s'éloignaient point de l'état naturel; mais presque tous les alimens excitaient des douleurs si horribles , qu'elle se roulait par terre, comme un reptile qui aurait été blessé. Après avoir duré deux ou trois heures, cette scène diminuait d'intensité , et se terminait ensuite par une rémission complète, pour reparaître chaque fois qu'une certaine quantité de nourriture était introduite dans l'estomac. Pendant les accès, la malade éprouvait, en outre, une grande anxiété et une distension considérable de la région épigastrique, au point qu'elle était obligée de desserrer ses vêtemens.

» Le flux menstruel et les évacuations alvines n'avaient subi aucun dérangement ; mais les forces

étaient considérablement diminuées. J'ai ordonné,
1° une alimentation douce, et un régime convenable; 2° deux grains de noix vomique en poudre,
avec du sucre, et répétés cinq fois durant les
vingt-quatre heures. A l'aide de ce traitement
bien simple, la malade s'est rétablie en huit jours,
et sa guérison a été parfaite; car il ne lui est survenu aucune récidive de cardialgie dans l'espace
de trois ans, pendant lesquels cette fille est restée
soumise à mon observation. Il me serait facile d'ac-
cumuler des exemples semblables, qui prouvent
la grande vertu anti-cardialgique de la noix vomique ; mais celui-là suffira. *Similia exempla
cumulatim in præconium egregiæ virtutis anticar-
dialgicæ nucis vomicæ adferre possem ; hoc verò
sufficiet.* »

Quoique Schmidtmann soit un observateur très-
éclairé, un véritable médecin hippocratique, rem-
pli de candeur et de bonne foi, comme il est facile
de s'en convaincre en lisant ses ouvrages, et quoiqu'il ne soit pas permis, par conséquent, d'élever
le moindre soupçon sur la véracité de ce qu'il
avance, on ne peut se défendre d'une sorte de prévention contre la noix vomique, et j'avoue que
j'aurais de la peine à me décider à en faire usage
dans le traitement de la cardialgie. L'idée que l'on
a généralement en France sur ses propriétés médicinales, diffère trop de celle du praticien de *Melle*,
pour que nous puissions partager son avis à ce su-

jet; accoutumés à la regarder comme un irritant énergique, il nous est impossible de croire à la vertu stupéfiante que ce praticien lui attribue. Les belles observations du professeur Fouquier, prouvent bien que l'extrait alcoolique de la substance médicamenteuse dont nous parlons a beaucoup plus d'activité que sa poudre, et qu'il agit plus spécialement sur les nerfs qui partent de la moelle épinière ; mais il n'en est pas moins vrai que ces deux préparations, dont le médecin allemand fait également usage, irritent l'estomac, et qu'elles peuvent même l'enflammer. C'est ce qui est démontré par les expériences sur les animaux, et par plusieurs faits de médecine pratique. D'ailleurs, l'analyse chimique n'a trouvé aucun principe narcotique dans la noix vomique ; tandis qu'elle y a fait voir une assez grande quantité de brucine et de strychnine, qui sont des corp très-irritans, et auxquels ce médicament doit sa grande action sur l'économie animale. La strychnine, surtout, est douée d'une telle force, qu'une partie de cette substance communique à six cent mille parties d'eau une amertume très-marquée, et que l'on ne pourrait pas, sans exposer les malades aux plus graves inconvéniens, administrer la noix vomique à l'intérieur, si l'énergie de la strychnine n'y était pas modérée par l'amidon et la gomme qui entrent aussi dans la composition de cette noix. Il me paraît donc certain que c'est comme tonique très-

énergique, je dirai même comme moyen pertur-
bateur, et non comme sédatif, que la noix vomique guérit la cardialgie. Or, je ne vois pas la
nécessité d'employer un médicament qui, d'après
Shcmidtmann lui-même, peut devenir dangereux,
quand on possède d'autres moyens très-efficaces, et
dont l'innocuité est reconnue. Nous ne disons pas,
cependant, qu'il faille proscrire la noix vomique
du catalogue des remèdes capables de guérir les névralgies gastriques; nous pensons seulement qu'on
ne doit l'administrer qu'en désespoir de cause, et
la réserver pour les cas dans lesquels une violente
douleur nerveuse de l'estomac ou du tube intestinal aurait résisté à toute autre médication. Mais si la
prudence nous défend d'adopter, sur ce point, la
pratique de Schmidtmann, nous pouvons, au moins,
en tirer cette conséquence rigoureuse, que la cardialgie n'est pas une inflammation de l'estomac; car
si c'était une gastrite qu'il traitât avec avec la noix
vomique, il tuerait tous ses malades, tandis qu'il
en guérit le plus grand nombre, et qu'il ne dit
pas que ce médicament ait causé une seule fois la
mort.

XXXII. Le *magister* ou oxide blanc de bismuth,
jouit d'une grande célébrité contre les *crampes
d'estomac*. On lit dans la *Matière médicale* de
Desbois de Rochefort, que huit à dix grains de cette
substance, incorporés dans le sirop de guimauve,
et répétés de cinq en cinq minutes, font dispa-

raître ces douleurs comme par enchantement, au point qu'il est rare qu'on soit obligé de recourir à la troisième dose. Odier et Baumes guérissaient aussi, avec l'oxide blanc de bismuth, les autres douleurs nerveuses d'estomac, ainsi que les vomissemens qui dépendaient d'une irritabilité vicieuse de cet organe. Méglin le prescrivait dans les même circonstances, et avec autant de succès, de trois heures en trois heures, à la dose d'un grain, uni à dix grains de magnésie et à dix grains de sucre en poudre. Nous tenons du docteur Marc que cet oxide, mêlé avec le *columbo*, lui a souvent réussi pour enlever la cardialgie, et le professeur Cayol m'a également assuré qu'il avait guéri plusieurs fois cette névrose par le moyen du *magister* de bismuth. D'un autre côté, Schmidtmann, qui l'a fréquemment essayé, ne peut accéder aux éloges qu'on lui donne. « Administré avec prudence, dit-il, ce médicament calme bien pour un temps les douleurs du ventricule ; mais je ne me rappelle pas qu'il ait jamais opéré, sous mes auspices, une guérison complète. » *Etsi idem frequenter tentavi, laudi, ei impertitæ, tamen accedere nequeo. Cautè exhibitum ventriculi dolores quidem ad tempus mulcet ; nec tamen recordor, quod illud sub meis auspiciis numquàm constantem perfecerit curationem.* Jahan et Conradi, cités par ce médecin, sont du même avis relativement à l'agent pharmaceutique dont il est question, et ne croient point à son efficacité contre la cardialgie. Mon expérience personnelle ne m'a rien appris sur les effets de cet agent; mais les dissentimens des praticiens à son égard s'expliquent par la différence de nature des gastralgies, et par les anomalies singulières de ces névroses; anomalies telles qu'il peut arriver qu'un médicament qui guérit certains malades soit inutile, ou même nuisible, à certains autres, comme nous l'avons déjà dit plusieurs fois. Il est impossible d'établir des règles constantes sur des maladies dont l'inconstance forme l'un des principaux caractères. Au reste, l'oxide de bismuth n'étant pas doué d'une grande action, il y a peu d'inconvéniens à le mettre en pratique, sauf à l'abandonner, s'il ne produit aucun résultat avantageux.

XXXIII. On connaît la potion anti-émétique de Rivière, et les louanges qu'on lui a prodiguées contre le vomissement nerveux. Schmidtmann en a obtenu de bons effets, et il pense que l'acide carbonique, auquel on doit attribuer l'action de ce médicament, a la faculté de réprimer l'exaltation de la sensibilité gastrique, et de ramener cette sensibilité à son état normal, lorsqu'elle est pervertie. *Quæ eximia ejus virtus, à me frequentissimè explorata, indè, ut mihi videtur, derivari potest, quod alium stomacho imprimat sensum, atque exsuperantem ejus sensibilitatem coerceat.* Ce médecin ne se sert cependant pas de la formule de Rivière; il lui substitue la poudre aérophore, qui agit également par l'acide carbonique qu'elle dégage, et qui, donnée à haute dose, jouit en outre de la propriété de tenir le ventre libre; avantage précieux dans une maladie dont la constipation est un symptôme habituel. Je ne conteste nullement l'utilité de ces deux préparations; elles arrêtent quelquefois les vomissemens occasionnés par une trop forte dose de tartre stibié, ou par toute autre irritation nerveuse aiguë et instantanée de l'estomac; mais elles sont d'un faible secours contre ceux qui résultent d'une névrose chronique de l'appareil digestif. En admettant qu'elles les suspendent momentanément, ils ne tarderont pas à reparaître, et leur emploi souvent répété pourrait, à cause de la grande quantité de gaz qui |s'en échappe, donner lieu à une tympanite dangereuse, comme j'en ai été le témoin.

XXXIV. Nous avons encore moins de confiance dans l'*oleo-saccharum* de menthe poivrée, l'huile de *kajéput* et les autres médicamens de cette nature. Plusieurs faits rassemblés par Trnka prouvent cependant que ces substances ont enlevé des cardialgies en peu de jours. Mais de pareils succès sont dus au hasard, et ne m'empêchent pas d'affirmer que les diffusibles et les stimulans de toute espèce, sans en excepter ceux qu'on appelle *antispasmodiques*, font courir de grands dangers aux personnes atteintes de névroses des premières voies, surtout quand la sensibilité du canal digestif a été aiguisée par l'abus des saignées, des mucilagineux et de la diète. En un mot, ce sont encore des moyens perturbateurs, qui peuvent guérir les névroses de l'estomac et des intestins, en changeant brusquement le mode de sensibilité de ces organes; mais qui, s'ils ne réussissent pas, peuvent également entraîner les accidens les plus fâcheux. Ainsi, en les opposant à une gastro-entéralgie, on joue véritablement à quitte ou double, et les chances de succès sont trop douteuses pour qu'il soit permis d'y exposer souvent les malades. On ne doit donc faire usage de ces moyens que dans quelques circonstances particulières, qu'il n'appartient qu'au praticien de déterminer; encore ne faut-il les essayer qu'avec une extrême circonspection, et seulement lorsque la maladie ne céderait pas à un traitement plus rationnel.

XXXV. Je ne puis terminer ce que j'avais à dire sur le traitement médicinal des névroses gastriques, sans faire mention des révulsifs; mais ce sera encore pour les exclure de ce traitement, ou, du moins, pour en restreindre l'usage à un très-petit nombre de cas. L'expérience apprend, en effet, que les stimulans extérieurs nuisent peut-être aussi souvent que ceux qui sont introduits dans l'estomac, sans doute parce que les irritations cutanées retentissent sur cet organe, en vertu de l'étroite sympathie qui existe entre les tégumens et l'appareil digestif. Ce qu'il y a de certain,

c'est que les frictions, les vésicatoires, les pédiluves sinapisés, etc., avec lesquels on se propose de
détourner des gastro-entéralgies, produisent ordinairement l'effet contraire; c'est-à-dire qu'ils
tournent au profit de ces douleurs, les exaspèrent
vivement, et augmentent en proportion l'irritabilité générale qui les accompagne. Un médecin,
qui avait une névrose gastrique, se frottait le
ventre, matin et soir, avec un morceau de flanelle, dans l'intention de provoquer des évacuations alvines. Au bout d'un mois de cette manœuvre, la sensibilité des viscères abdominaux
et l'agitation furent portées au plus haut degré :
le malade n'avait plus de sommeil et ne pouvait
jouir d'un instant de tranquillité; l'irritation
s'étendant sur la vessie, les urines étaient rendues
gouttes à gouttes, toutes les cinq minutes; leur
émission était accompagnée d'un sentiment de
brûlure dans le canal de l'urètre. Des frictions
d'huile camphrée à la partie interne des cuisses, et
l'application, sur l'abdomen, d'un large cataplasme arrosé avec la même huile, ont calmé ces
accidens en peu de jours.

Quant au vésicatoire sur la région épigastrique,
s'il suspend les souffrances nerveuses de l'estomac,
comme le font quelquefois les sangsues, et comme
toute autre douleur serait capable de le faire, ce
soulagement n'est pas de longue durée; les souffrances se renouvellent avec plus de force, aussi-

tôt que la plaie de la peau cesse d'être douloureuse, et sont entretenues ensuite par la présence de cette plaie. Il serait possible qu'un vésicatoire volant, dont on répéterait souvent l'application, fût plus utile. Je ne l'ai jamais employé de cette manière; mais les avantages qu'il produit dans la sciatique et les autres névralgies externes, me font penser qu'on pourrait en retirer de bons effets dans quelques gastralgies. Cependant, comme on a des moyens de guérison beaucoup plus sûrs, et qui ne font courir aucune chance fâcheuse, mon avis est qu'on doit s'abstenir des vésicatoires, à moins que la névrose gastrique n'ait été précédée de la répercussion d'une maladie cutanée, de la goutte ou du rhumatisme, auquel cas il peut devenir utile, et même nécessaire, d'y avoir recours.

Plusieurs médecins dignes de foi et pleins de mérite, MM. Larrey et Léveillé entre autres, m'ont assuré qu'ils avaient guéri quelques gastralgies en appliquant des moxas sur l'épigastre, et j'ai rapporté, d'après Louis Frank, l'histoire d'un vomissement nerveux qui s'est arrêté par ce moyen : mais les moxas n'agissent pas seulement comme révulsifs; ils dénaturent les névroses, si je puis m'exprimer ainsi; ils impriment une forte secousse à l'économie tout entière, et l'on a souvent vu des affections nerveuses disparaître par des perturbations physiques ou morales. On sait d'ailleurs que les moxas produisent fréquemment la guérison des névralgies extérieures , et l'analogie permet de croire à l'utilité dont ils peuvent être dans les névroses gastriques qui résisteraient à un traitement plus doux et moins effrayant pour les malades ; seul cas dans lequel on doive les employer.

Moyens moraux , travail, gymnastique , air de la campagne.

XXXVI. Le traitement moral des névroses gastriques se réduit aux trois indications suivantes : 1° détourner l'attention du malade de son estomac ; 2° tranquilliser son esprit ; 3° détruire la cause morale qui a déterminé la maladie. Mais l'accomplissement de ces trois indications est d'une telle nécessité que le succès en dépend ; car aussi long-temps que l'imagination du malade sera tendue sur ses organes digestifs, qu'il conservera de l'inquiétude sur son état, et que le chagrin, par exemple, qui a occasionné la gastralgie, subsistera, le régime et les médicamens les mieux indiqués ne conduiront point à une guérison solide ; les symptômes pourront se calmer pour quelque temps, et même à plusieurs reprises différentes ; il est possible que des améliorations se manifestent ; mais elles ne seront qu'éphémères ; la cure radicale n'aura pas lieu ; il surviendra des rechutes ; la plus légère cause rappellera la maladie.

Pour empêcher le malade de penser continuel-

lement à son estomac, et de scruter minutieuse-
ment ses fonctions digestives, il faut diriger son
attention vers d'autres objets par les révulsifs moraux, les distractions de toute espèce. Ainsi, les
lectures amusantes et qui n'exigent aucune con-
tention d'esprit; les sociétés agréables et composées de personnes avec lequelles le malade ait du
plaisir à se trouver; les conversations sur des
sujets d'intérêt public ou particulier, sur les
sciences et les arts, seront toujours salutaires. On
recommande aussi les bals, les concerts et les spec-
tacles; mais les individus dont la délicatesse et la
susceptibilité nerveuses sont portées à un haut degré, ont souvent de la peine à supporter ce genre
d'amusemens : il n'est pas rare que l'air altéré par
de nombreuses réunions, et concentré dans des
salles peu spacieuses, leur donne des étouffemens,
des malaises, des angoisses et, quelquefois, des
syncopes; les fortes émotions tragiques sont capables de les ébranler trop vivement, et la musique,
qui a contribué, d'après le rapport des auteurs, à
la guérison de quelques maux de nerfs, peut exalter encore leur irritabilité. Il convient, cependant,
d'essayer ces moyens, parce qu'on ne doit rien
négliger de ce qui est dans le cas de détourner les
idées du malade de ses organes digestifs, et d'opé-
rer une révulsion morale, à moins que le remède
ne soit pire que le mal, comme cela arrive lorsqu'elle s'effectue par un violent chagrin. On réus-

sit quelquefois avec un stratagème innocent, que la sagacité du praticien sait varier selon les circonstances. Atteinte d'une sensibilité extraordinaire de l'estomac, madame G. ne s'occupait que de cet organe; malgré tous les efforts qu'elle faisait pour se distraire, ses pensées revenaient toujours sur la partie affectée : c'était une idée fixe, une véritable monomanie. Nous avons conseillé à son mari de la rendre jalouse, en feignant une liaison illicite. Cette ruse fut conduite avec adresse et eut le résultat que je me proposais d'atteindre. Toute préoccupée de la prétendue infidélité de son époux, et s'efforçant de le ramener à son devoir, dont elle croyait qu'il s'était écarté, madame G. oublia son estomac et ne tarda pas à se rétablir.

Les idées chimériques dont sont imbues les personnes qui ont une gastralgie hypocondriaque, viennent des théories médicales généralement admises. Ainsi, dans le temps où les médecins attribuaient l'hypocondrie à des obstructions, à des lésions organiques, les hypocondriaques s'imaginaient avoir ces maladies, et ils se croient affectés aujourd'hui de gastro-entérite chronique, parce que la nouvelle doctrine établit en principe que l'hypocondrie dépend de l'inflammation latente du canal digestif. On voit même des cas où cette fausse idée, insinuée par d'imprudens médecins dans l'esprit des malades qui ne l'ont pas, constitue toute la maladie, et dans lesquels il suffit,

pour obtenir la guérison, de convaincre les hypocondriaques de leur erreur à cet égard. Il importe
donc de les détromper, et de combattre avec énergie leurs terreurs paniques; mais elles sont quelquefois si profondément invétérées qu'on a mille
peines à les détruire. Indépendamment des distractions dont nous avons déjà parlé et de celles
dont nous parlerons encore, il faut attaquer leurs
craintes erronées par tous les raisonnemens propres
à calmer leur inquiétude; leur représenter que
des personnes atteintes de la même maladie ont
cependant guéri parfaitement. Non seulement il
faut les assurer de cette vérité, mais on fera plus,
on leur citera, nommera les individus, et il sera
même très-utile de les mettre en rapport avec eux.
On s'efforcera de leur faire sentir que si leur maladie était réellement inflammatoire, les antiphlogistiques, dont les hypocondriaques se sont
presque tous mal trouvés, l'auraient, sinon guérie tout-à-fait, au moins palliée pour quelques
temps. Vous tendrez encore à rassurer leur imagination et à écarter de leur esprit l'idée d'une affection grave, en leur faisant remarquer que l'exaltation générale de la sensibilité et l'étonnante
versatilité des symptômes qu'ils éprouvent, n'appartiennent qu'aux névroses; que les phénomènes
caractéristiques des phlegmasies sont constans et
suivent une marche régulière. Il sera également
avantageux, d'après le conseil de M. Louyer-Vil-

lermay , de leur faire lire souvent ce pronostic de *Baglivi* : « Bien que les maladies hypocondriaques paraissent, au premier coup d'œil, pernicieuses et incurables, elles guérissent ordinairement avec facilité, non par une grande quantité de médica-mens, mais par la société et la conversation agréable de nos amis, par l'exercice et les amu-semens de la campagne, par de fréquentes prome-nades à cheval, ou à l'aide d'un bon régime, pres-crit par un médecin prudent et expérimenté. » Me serait-il permis de demander aux médecins physiologistes, s'ils ont vu de véritables inflam-mations guérir par ce traitement? Je ne voudrais pas d'autre preuve de la différence qui existe entre la gastro-entéralgie et la gastro-entérite chronique.

Quoiqu'il ne soit pas aisé de persuader aux hypocondriaques que leurs craintes sont toujours exagérées, et quelquefois entièrement imaginaires, on réussit souvent, néanmoins, lorsqu'il ne faut parler qu'à leur esprit, à le diriger dans le sens de la guérison ; dictées par l'intérêt que tout mé-decin doit porter à ses malades, les raisons ont quelque empire sur lui et peuvent se faire en-tendre. Mais comment conduire le cœur? comment adoucir les causes morales auxquelles les gastral-gies doivent fréquemment leur naissance? Est-il facile de consoler une mère qui a perdu un époux ou un enfant chéri? de diminuer ces affections fortes, ces sentimens impétueux, qui produisent et entretiennent un si grand nombre de névroses gastriques ? « Voulez-vous combattre le chagrin ? provoquez, dit M. Louyer-Villermay, la confiance de la personne qui est affligée ; partagez sa douleur, insinuez-vous dans ses affections. Vous chercherez en même temps à diminuer l'excès de son désespoir et l'étendue de ses justes regrets. Plus tard, vous ferez valoir avec adresse et ménagement les moindres sujets de consolation ; quelquefois vous rappellerez les pertes plus cruelles encore que d'autres ont éprouvées, ou vous laisserez apercevoir que des malheurs plus sensibles pouvaient l'atteindre. Par cette première tentative, vous vous emparez de son esprit, afin de l'arracher à ses méditations, à la cause sur laquelle se concentrent toutes ses pensées, toutes ses affections, toutes les sensations qu'elle éprouve. Employez ensuite les moyens de diversion ; faites succéder aux épanchemens que vous avez amenés des conversations variées, étrangères à la peine prédominante ; repoussez vous-même toute dissipation trop joyeuse : quel surcroît de douleur inspirerait le contraste d'une gaîté folle et souvent irréfléchie, avec la contrainte imposée et un simple retour sur soi-même ! Mais offrez au malheureux la société de ses amis les plus intimes ; qu'ils excitent ses larmes. Oh ! combien elles soulagent le cœur ! non seulement elles procurent ce bien moral, elles sont en outre, du moins en quelque sorte, une garantie contre les effets sourds et insensibles d'un chagrin intérieur et profond : plus son action est expansive, moins il est à craindre; mais redoutez avant tout une douleur muette, sombre, concentrée, en un mot, une peine *rentrée*. C'est un principe septique, mortifère, qui a pénétré jusqu'aux sources de la vie : bientôt elles seront troublées, infectées ou épuisées. A l'hypocondrie provoquée par le chagrin d'un amour malheureux, opposez les consolations de l'amitié, la perspective d'un prochain adoucissement, les voyages; et laissez surtout entrevoir la possibilité d'un nouvel attachement : ce dernier moyen est le plus puissant de tous. Enfin, toutes les circonstances de la vie propres à faire naître le calme de l'âme, le plaisir ou la joie, et par conséquent d'affaiblir et d'effacer la peine, devront être recherchées par ces malades, ou leur être offertes quand rien ne s'y opposera : c'est aux sensations agréables qu'on doit rapporter les succès brillans attribués à la fréquentation des sociétés particulières et des réunions plus nombreuses, aux pélerinages de la Grèce, de l'ancienne Thébaïde, et aux voyages vers les sources d'eaux minérales. »

S'agit-il de combattre des passions déréglées, des mouvemens fougueux de l'âme? c'est en s'armant d'une forte détermination, en leur opposant un grand courage et la ferme volonté de les vaincre, que l'homme parvient souvent à s'en rendre maître.

« Ne sait-on pas, dit encore M. Louyer-Villermay, qu'on peut réprimer un emportement de colère, et qu'il est également possible de borner ses désirs, et de n'être pas dévoré par des espérances chimériques ou des projets ambitieux ? Nous avons connu des individus très-portés à la colère, et qui ont fini, à force de soins, par dompter leur irascibilité naturelle. *Socrate* lui-même fut, dans sa jeunesse, fort enclin à la débauche ainsi qu'au vin, et sut, par la supériorité de sa raison, résister à l'impulsion de ces penchans honteux. On doit donc recommander aux personnes menacées ou atteintes de névroses gastriques, de contracter l'habitude de maîtriser leurs passions, de ne pas s'asservir à l'empire des sens, et de s'appliquer surtout à ne connaître que la raison pour mobile de leurs discours et de leur conduite. Rien ne peut mieux disposer à cette étude, et surtout à cet empire de soi-même, qu'une bonne éducation, dont le but principal aura été de former ou de rectifier le jugement. »

Les bornes que je me suis imposées ne me permettant pas de m'étendre davantage sur le traitement moral des gastralgies, je renvoie, pour plus de développemens, au *Traité des maladies nerveuses* de M. Louyer-Villermay, au beau travail du célèbre professeur Hallé, *sur les affections de l'âme* (Encyclop. méthod.), à la *Dissertation* du docteur Esquirol, et à la *Médecine de l'esprit,* par M. Lecamus.

Toutefois, nous ferons une remarque qui n'est peut-être pas sans importance. Les préceptes généraux que l'on trouve dans les livres sont excellens ; mais si vous voulez en retirer quelque fruit dans la pratique, il est indispensable que vous vous attachiez d'abord à connaître le moral et le caractère de vos malades, parce qu'il en est des moyens moraux comme des médicamens physiques : la différence de caractère des individus doit faire varier les premiers, comme la différence de leur idiosyncrasie fait varier les seconds. En effet, les raisonnemens qui calment l'inquiétude de telle personne, adoucissent ses douleurs morales ou modèrent le déréglement de ses passions, peuvent avoir un résultat opposé sur telle autre : les unes doivent être conduites par la voie de la persuasion et de la douceur, tandis qu'il en est d'autres pour lesquelles un langage ferme et sévère réussira mieux : bien que l'assurance positive de la guérison soit avantageuse au plus grand nombre des malades, il peut s'en trouver quelques-uns, cependant, auxquels il est utile de faire sentir que la maladie pourrait avoir des suites fâcheuses, s'ils ne se conformaient pas scrupuleusement aux conseils qu'on leur donne : les idées philosophiques conviendront à celui-ci, pendant que les idées religieuses seront couronnées du succès auprès de celui-là. Que de prudence et de sagacité pour diriger convenablement ces moyens !

XXXVII. Un travail pénible et fatigant est capable de faire développer et d'entretenir les gastro-entéralgies ; mais un travail doux et modéré, corporel ou mental, suivant la profession qu'on exerce, peut préserver de ces affections nerveuses, et contribuer à les guérir quand elles sont déclarées. Les occupations auxquelles on est accoutumé constituent effectivement l'un des meilleurs moyens, l'une des plus puissantes distractions, que l'on puisse opposer aux peines morales, à la fougue des passions, et aux craintes chimériques sur sa santé. Une douloureuse expérience m'a appris que les personnes affligées d'un profond chagrin trouvent dans le travail, secondé par le *temps*, des consolations qu'elles chercheraient vainement ailleurs. Que les hypocondriaques se gardent donc de suspendre leurs travaux habituels, à moins que la névrose dont ils sont affectés ne dépende évidemment de l'excès de ces travaux, encore ne doivent-ils pas même alors les interrompre tout-à-fait, mais seulement s'y livrer avec plus de mesure, ou les remplacer par d'autres. Ainsi, le commerçant fera bien de s'adonner à des spéculations qui le distraient sans le fatiguer, et le médecin se trouvera infiniment mieux de traiter quelques malades que de s'abandonner au désœuvrement complet. En éloignant les pensées de l'hypocondriaque des objets affligeans qui les absorbent, pour les fixer sur ceux auxquels il s'applique, ces occupations contribuent

puissamment à guérir sa maladie, tandis que l'oisiveté n'est propre qu'à l'entretenir et même à
l'aggraver.

XXXVIII. Ce que nous venons de dire sur le
travail s'applique également à la gymnastique.
Autant l'exercice immodéré est nuisible aux hypocondriaques, autant un exercice modéré leur est
salutaire. La fatigue qu'on éprouve dans les
membres à la suite d'une marche forcée ou prolongée trop long-temps, retentit sur le canal digestif
à l'instar des irritans extérieurs, et aggrave la névrose dont il est le siége. D'un autre côté, en éner-
vant les sujets, en amollissant tous les systèmes organiques, l'inaction est capable de créer cette atonie
et cette susceptibilité nerveuses qui caractérisent
l'hypocondrie ; elle contribue au moins à les entretenir lorsqu'elles ont été produites par d'autres
causes. Loin d'avoir ces inconvéniens, l'exercice
pris avec modération réunit de grands avantages ;
il favorise les excrétions, procure des distractions
agréables, fortifie les nerfs, et distribue à toutes
les parties du corps la sensibilité extraordinaire
qui est concentrée sur les organes de la digestion ;
en un mot, il devient nécessaire au rétablissement.
L'essentiel est de faire comprendre ces avantages
aux hypocondriaques ; ce qui n'est pas toujours
aussi aisé qu'on pourrait le croire. S'il y en a qui
soient très-agités, qui aient de la peine à rester en
place, et auxquels on doive prescrire plus de ré-

serve dans les mouvemens qu'ils se donnent, le contraire existe chez le plus grand nombre ; paresseux à l'excès, nonchalans, apathiques et casaniers, ils ne peuvent se décider à sortir de leur chambre : quand on les engage à prendre de l'exercice , ils ne manquent pas d'alléguer mille raisons pour garder le repos ; celui-ci prétend qu'il est trop faible pour supporter la marche, celui-là qu'il ne peut faire quelques pas sans souffrir , un troisième que le grand air l'étouffe, etc.

Si on ajoute foi à ces prétextes, l'énervation s'identifie tellement avec le corps, qu'il devient ensuite très-difficile de la détruire. A la vérité, « pendant la durée des souffrances, observe M. Dupau, il faut que les malades se tiennent à l'abri de toutes les causes qui pourraient les augmenter, comme les variations de l'atmosphère, les secousses et les impressions trop vives ; mais lorsque les attaques sont bientôt terminées, qu'elles sont devenues plus rares, et que l'éréthisme nerveux est calmé, ils doivent se relâcher des règles prescrites, s'exposer au grand air, aux rayons du soleil ; braver le bruit des places ; faire des promenades en voiture , à cheval ou à pied ; jouer au billard ; aller à la chasse, à la pêche ; se livrer même à quelques petits excès, toujours proportionnés à l'état des forces, et en ayant soin de ne jamais pousser l'exercice jusqu'à de grandes fatigues. Par l'emploi bien ménagé de ces moyens, on fortifie tout le système, on dissipe cette disposition vicieuse de la sensibilité, en l'accoutumant peu à peu à des impressions plus fortes ; tandis qu'en se tenant toujours en garde contre les moindres causes, on ne fait qu'augmenter l'affection du genre nerveux et consolider la maladie. Combien de femmes verraient leurs maux de nerfs disparaître entièrement, si, surmontant leur mollesse accoutumée, elles avaient le courage de se lever de dessus leur canapé, de dépasser le seuil de leur porte, et de se livrer à un léger exercice. On sait que c'était là toute la thérapeutique du docteur *Tronchin,* qui, à la cour d'un de nos derniers rois, où les vapeurs étaient devenues très-communes, se contentait d'ordonner à toutes les dames du Palais, de faire elles-mêmes leurs lits, d'arranger leurs chambres, et de se promener à *pied.* Ce médecin eut assez d'adresse et de crédit pour faire exécuter cette ordonnance, et il en retira les plus heureux succès. » (1)

Tels sont les règles et les moyens gymnastiques dont les hypocondriaques doivent faire usage. Encouragés par le mieux qu'ils en éprouvent, ils ne tardent pas à s'y soumettre facilement ; une fois qu'ils ont senti l'utilité de l'exercice, leur indolence fait place à une grande activité, au moyen de laquelle la guérison se fortifie de plus en plus. Il est bon néanmoins de recommander aux per-

---

(1) Améd. Dupau. Ouvrage cité, page 80

sonnes qui ont une névrose gastrique de ne pas s'exposer à de violentes secousses immédiatement après avoir pris de la nourriture ; attendu qu'elles peuvent troubler les fonctions digestives, sans doute par l'ébranlement mécanique qu'elles impriment à l'estomac. Ce qu'il y a de positif, c'est que l'équitation au trot, par exemple, est souvent nuisible à ces personnes pendant les premières heures qui suivent les repas ; tandis qu'elle leur devient généralement avantageuse dans les autres momens. Cette remarque paraîtrait minutieuse, s'il pouvait y avoir quelque chose de trop minutieux dans ce qui intéresse la santé et la vie des hommes.

XXXIX. Nous avons dit, dans le chapitre de l'Étiologie, que la sobriété, les travaux corporels et la simplicité des mœurs des villageois concouraient à les préserver des maladies nerveuses, ou du moins à les rendre très-rares parmi eux. Ajoutons maintenant que l'air sain au milieu duquel ils vivent, est aussi un préservatif contre ces maladies, et qu'il doit même être placé au nombre de leurs meilleurs moyens curatifs. L'expérience journalière prouve, en effet, que le séjour de la campagne, recommandé de tous temps aux personnes qui sont atteintes d'hypocondrie, leur procure ordinairement des succès marqués. Il est vrai que les promenades en pleins champs, les travaux du jardinage, les voyages en différentes contrées,

les distractions dues à l'aspect des sites pittoresques
et des productions de la nature, ne sont point
étrangers à ces succès ; mais l'atmosphère de la
campagne, dont les hypocondriaques jouissent en
même temps, y contribue encore plus, puisqu'ils
ne les obtiennent pas aussi constamment des divers exercices auxquels ils se livrent dans les
grandes cités. Nous ferons cependant remarquer
que toutes les habitations champêtres ne conviennent pas également à ces malades ; celles qui
se trouvent situées dans une région très-humide
ou très-chaude, leur sont essentiellement contraires : au lieu de s'y dissiper, leur maladie y
ferait des progrès. Le docteur P., dont nous
avons rapporté l'observation, avait une dyspepsie,
lorsqu'il fut obligé, il y a plus de trois ans, de
supporter, pendant plusieurs mois, les grandes
chaleurs du midi de la France. D'indolente
qu'elle était, sa névrose gastrique est devenue
très-douloureuse, et, grâce à l'abus des antiphlogistiques, cet estimable confrère n'est pas
encore entièrement rétabli. Ainsi, pour que le
grand air devienne réellement utile aux individus
affectés de gastralgie, ou de toute autre maladie
nerveuse, il convient de choisir un endroit garni
de forêts, un peu élevé, et dont la température
soit modérée ; c'est à l'atmosphère vive et pure
d'une pareille situation qu'on doit rapporter, en
grande partie, les cures surprenantes opérées par

le séjour de la campagne : en fortifiant tout l'organisme, cette atmosphère raffermit les nerfs trop mobiles, et conduit souvent à une guérison complète.

CHAPITRE V.

Complication de la gastro-entéralgie avec la gastro-entérite chronique.

L'amour de la vérité m'oblige maintenant à faire une concession aux médecins physiologistes. Il est très-vrai, comme nous en sommes convenus plusieurs fois, que les douleurs névralgiques peuvent s'accompagner de phlegmasie, et la nouvelle théorie des affections gastro-intestinales chroniques ne mériterait pas tous les reproches qu'on est en droit de lui faire, si on ne l'appliquait qu'à des cas de ce genre ; mais tel est le grand inconvénient, le danger même des systèmes de médecine : on veut les adapter à tous les faits, tandis qu'ils ne conviennent qu'à quelques-uns. Quoi qu'il en soit, cette association s'opère sans doute en vertu de l'axiome *ubi dolor, ibi affluxus*, et probablement aussi par l'effet des stimulans dont l'on fait usage dans les névralgies. Ce qu'il y a de positif, c'est qu'il n'est pas excessivement rare de voir une ophtalmie ou une sorte de fluxion à la joue, se manifester durant le cours d'une névralgie sous-orbitaire. J'ai fait insérer dans les *Bulletins de la Société Médicale d'Émulation*, cahier de novembre 1823, l'histoire d'une névralgie frontale, accompagnée,

non d'une phlegmasie, mais d'une *epistaxis* extrêmement abondante; ce qui est la même chose,
sous le rapport de la nature de la maladie consécutive : c'était toujours un afflux de sang attiré
par la douleur névralgique, afflux qui, au lieu
de produire une hémorrhagie, aurait pu se con-
vertir en une inflammation de quelque partie voi-
sine du nerf irrité.

La névralgie dont j'ai été atteint au cordon
spermatique et à l'épididyme me fournit encore
un exemple frappant de la complication d'une
phlegmasie avec une douleur névralgique. Pendant la durée de cette interminable maladie, le
testicule s'est enflammé à plusieurs reprises, une
fois, entre autres, par l'effet d'un emplâtre de
ciguë. J'avais alors recours aux antiphlogistiques,
par le moyen desquels l'inflammation disparaissait; tandis que la douleur nerveuse continuait sa
marche, et devenait même plus intense après l'application des sangsues et des cataplasmes émolliens.

Mais de ce qu'une inflammation peut se joindre
à une névralgie, doit-on en inférer qu'elles sont de
même nature? Non sans doute. D'abord parce que
cette dernière marche souvent seule et sans mélange de phlegmasie, et ensuite parce que, loin
de céder au même traitement, comme cela arri-
verait, si elles étaient identiques, les moyens qui
guérissent de l'une laissent subsister l'autre, et la

rendent même plus violente. Ainsi, la complication d'une inflammation avec une névralgie, au lieu de prouver leur identité, fournit une preuve péremptoire du contraire.

Dans ces cas, peu fréquens d'ailleurs, en comparaison de ceux où chacune de ces affections est simple, on doit voir une association de deux maladies, dont l'une est souvent provoquée par la présence de l'autre, et non une seule maladie. C'est l'unique moyen de les traiter convenablement. Si on ne faisait attention qu'à la douleur névralgique, on n'ordonnerait que les moyens indiqués contre cette douleur, mais dont l'usage exclusif exaspérerait l'inflammation; pendant que si l'on ne pensait qu'à celle-ci, comme le font les médecins physiologistes, on se bornerait à prescrire le traitement qu'elle réclame, lequel aggraverait l'affection nerveuse, et l'aggrave en effet tous les jours. C'est en faisant marcher de front les saignées et le sulfate de *quinine* que j'ai guéri promptement la névralgie frontale, compliquée d'*épistaxis*, dont je viens de parler.

Ainsi que nous l'avons déjà énoncé, la complication qui m'occupe existe quelquefois dans l'estomac comme à l'extérieur. Il est même probable qu'elle y était assez fréquente, lorsque les stimulans étaient trop généralement employés dans le traitement de ses maladies chroniques. A la vérité ces médicamens doivent la produire moins souvent aujourd'hui, grâces à la médecine physiologique, qui, au lieu de s'arrêter à propos, dans cette réforme thérapeutique, s'est jetée dans l'extrême opposé. La pratique offre cependant encore des gastro-entéralgies inflammatoires, et cela n'a rien d'étonnant, puisque certaines névroses du canal digestif touchent de bien près à l'inflammation de sa membrane muqueuse, et peuvent l'entraîner sans la participation des médicamens incendiaires : on sait que ce sont les gastralgies par éréthisme, celles qui se caractérisent par une forte douleur, en un mot les névralgies de l'estomac et des intestins. Ce n'est pas qu'elles déterminent toujours cette complication, ni aussi facilement qu'on pourrait le croire; car on observe beaucoup de cardialgies fort intenses, qui ne s'accompagnent d'aucune phlogose. Le tétanos, qui constitue le plus haut degré de l'éréthisme nerveux, enflamme-t-il constamment les parties qu'il affecte? Nous conviendrons néanmoins que l'inflammation gastrique est à redouter dans les cas dont il s'agit, surtout quand ils ont lieu chez des personnes disposées aux phlegmasies, à la suite de la suppression d'une hémorrhagie habituelle, des menstrues et des hémorrhoïdes principalement. A l'égard des névroses gastriques indolentes ou peu douloureuses, et dans lesquelles il n'y a que de la mobilité ou de l'atonie nerveuse des premières voies, elles ne produiraient peut-être jamais la gastro-entérite, si l'usage inconsidéré des excitans et des spiritueux, que les malades prennent souvent pour fortifier leur estomac, des purgatifs irritans, ou toute autre cause stimulante, ne la faisait pas développer. L'atonie du système nerveux est même si loin de l'inflammation, qu'on a remarqué que les individus qui en sont affectés éprouvaient très-rarement des maladies inflammatoires. D'où nous pouvons conclure que toutes les gastralgies ne sont pas également sujettes à se compliquer de phlegmasie gastrique, et que celles qui ont le plus de tendance à cette complication, ne la contractent que dans quelques circonstances particulières.

Quoi qu'il en soit, la réunion à la gastralgie d'un degré plus ou moins prononcé de gastrite, me paraît expliquer, en grande partie du moins, les difficultés que les médecins se plaignent généralement de rencontrer dans le traitement de certaines maladies chroniques de l'estomac. Elle donne aussi la clef de trois propositions énigmatiques dans lesquelles il est dit en substance : 1° que l'estomac est quelquefois sur-irrité dans un point en même temps qu'il est affaibli dans un autre ; 2° que les antiphlogistiques, qui sont cependant nécessaires pour remédier à la sur-irritation, augmentent la débilité, et que les toniques, à l'aide desquels il faut ensuite venir au secours de la partie faible, ne manquent pas de raviver la phlegmasie ; 3° que cette gastro-entérite est fort embarrassante à traiter, dure plusieurs années et se termine souvent par la mort.

L'inflammation étant, d'après les médecins physiologistes, un excès de forces vitales, et l'atonie un défaut de ces mêmes forces, j'avoue que je ne puis concevoir comment elles existeraient simultanément dans l'estomac; il m'est impossible de comprendre pourquoi cet organe se diviserait en plusieurs compartimens, dont l'un serait dans un état de *sur-irritation*, tandis que son voisin se trouverait dans un état d'*ab-irritation* : quoique M. Gaultier de Claubry assure que c'est là une chose facile à saisir, je persiste à dire qu'elle est au-dessus de mon intelligence. Il est évident que ce savant confrère n'a pas compris ma pensée, peut-être parce que je ne me serais pas exprimé assez clairement, lorsqu'il m'a reproché, pour combattre mon assertion, de nier l'existence des gastrites peu étendues. Je sais que les phlegmasies de la muqueuse de l'estomac sont souvent limitées à un petit espace de cette membrane; qu'il arrive même très-rarement qu'elle soit enflammée en totalité : j'ai seulement voulu donner à entendre que les parties qui avoisinent l'inflammation, sans en être atteintes, ne se trouvent pas alors dans l'atonie; attendu qu'il me semble impossible que deux points d'un même organe soient affectés, en même temps, de deux états morbides diamétralement opposés. Mais qu'une irritation névralgique de l'estomac puisse se compliquer d'une phlegmasie de sa membrane muqueuse, je le conçois très-bien, par la raison que j'ai vu, plusieurs fois, une semblable complication à l'extérieur du corps, et parce que l'expérience, d'accord avec le raisonnement, m'a appris qu'elle existait réellement dans quelques cas de gastralgie. Le docteur Gaultier de Claubry lui-même finit par avouer que la gastrite peut se rencontrer avec l'exaltation de la sensibilité nerveuse de l'estomac; et c'est précisément cela que j'ai cherché à établir. En vérité, ce n'était pas la peine de m'accuser d'une ignorance qu'on ne pardonnerait pas à un élève qui a vu ouvrir deux ou trois cadavres, pour émettre ensuite la même opinion que moi.

Il me paraît certain que les propositions obscures que nous venons de citer se rapportent à la complication qui fait l'objet de notre étude. Par l'atonie partielle de l'estomac, que leur auteur suppose gratuitement, et à laquelle il donnerait le nom d'*entité*, si elle n'était pas de son invention, on doit entendre l'exaltation de la sensibilité nerveuse, qu'il oublie toujours, et pour la guérison radicale de laquelle il convient en effet de donner des toniques. Née dans le principal organe de la digestion, et répétée sur le cerveau, ou, ce qui est plus fréquent peut-être, ayant pris naissance dans l'encéphale et retenti sur l'estomac, cette exaltation constitue ordinairement la base fondamentale de

la maladie; tandis que la phlegmasie de la muqueuse digestive, regardée par cet auteur comme
l'affection principale, n'est qu'un phénomène consécutif de l'irritation névralgique. Il est cependant
des circonstances où cette phlegmasie est primitive
et l'exaltation nerveuse secondaire; mais la maladie
sort alors de la classe des névroses pour entrer dans
celle des inflammations : c'est une gastrite compliquée de phénomènes nerveux.

Cette dernière complication s'observe de préférence chez les sujets irritables, comme les hypocondriaques et les femmes hystériques, et la raison
en est facile à concevoir. Habituellement trop
grande, la sensibilité de l'estomac et des intestins de
ces individus passe facilement au degré qui constitue
la gastro-entéralgie, si elle est encore stimulée par
l'inflammation gastrique dont ils peuvent être atteints. Car tout foyer d'irritation, et par conséquent
tout foyer inflammatoire, qui survient à des personnes douées d'une grande irritabilité, excite dans
les nerfs voisins de la cause irritante, un état d'éréthisme et d'exaltation de la sensibilité, qui peut se
propager à tout le système nerveux. Ne perdez pas de
vue néanmoins que cet état d'éréthisme et d'exaltation forme souvent une maladie primitive, et qu'il
diffère essentiellement de la phlegmasie, quoique
l'un puisse entraîner l'autre, et qu'ils se réunissent
quelquefois. Il y a peu de distinctions théoriques
aussi importantes à établir; c'est parce qu'on la

néglige trop, que l'on commet des fautes si graves dans la pratique.

D'après cette théorie, qui découle naturellement des faits observés sans prévention, il est clair que la véritable méthode curative de la gastralgie inflammatoire et de la gastrite nerveuse ne consiste pas à ordonner les antiphlogistiques et les toniques alternativement, comme il est dit dans les propositions ; mais bien à combiner ces moyens, de telle manière que les premiers forment la base du traitement si la maladie a débuté par la gastrite, tandis que l'on doit insister davantage sur l'emploi graduel et mesuré des seconds, lorsque c'est la névrose qui est l'affection primitive : ce que l'on reconnaît par les tâtonnemens thérapeutiques , dans le cas où les causes et les symptômes sont insuffisans pour établir un diagnostic certain. Par cette méthode sagement combinée, et à laquelle il peut être utile de joindre les sédatifs, on parvient souvent, au moins dans les circonstances où la gastralgie prédomine, à guérir la double maladie en question, que l'on croit si difficile à traiter , et même dans un espace de temps beaucoup moins long que celui qu'on assigne à sa durée, moyennant que l'on puisse rassurer le moral du malade , détruire ses craintes chimériques et le soustraire aux causes de sa maladie. Si elle se prolonge long-temps et devient fréquemment mortelle, on doit l'attribuer, dans beaucoup de cas, à l'abus des antiphlogistiques , qui , en aiguisant la sensibilité de l'estomac, rendent souvent impossible l'usage ultérieur des fortifians. Les toniques froids ne produisent d'aussi mauvais effets que quand la gastrite est l'affection primitive, et lorsqu'on les administre avec une extrême imprudence. Les deux observations qui suivent, dont la première est empruntée à M. Louyer-Villermay, donneront une idée de la gastralgie inflammatoire, la plus commune des deux complications qui viennent de nous occuper.

« Mademoiselle Adèle, âgée de 22 ans, d'un tempérament nervoso-bilieux, d'une constitution délicate, douée de beaucoup de gaîté et d'une grande vivacité, appartient à des parens très-sains, et dont la santé est encore fort bonne, quoiqu'ils soient avancés en âge. Les premières années de sa vie ont été orageuses; elle a éprouvé, à cette époque, la plupart des maladies qui affectent les enfans. A douze ans elle a eu la petite-vérole, et à seize, ses règles ont paru sans douleur et sans causer le moindre désordre. Elles ont été assez abondantes les premiers mois, mais ensuite elles ont diminué en quantité ; de sorte que chaque mois elle perdait au plus deux onces de sang dans l'espace de quatre à cinq jours.

» Il y a deux ans que, par suite d'une violente jalousie, elle devint sombre et rêveuse, perdit le goût du travail, maigrit, s'éloigna du monde, et fut prise d'une fièvre bilieuse qui dura peu, mais

qui la laissa dans un état de langueur et d'abattement (invasion de l'hypocondrie). Peu de temps
après, ses parens inquiets appelèrent un médecin,
qui, après avoir recueilli les renseignemens ci-
dessus, observa les phénomènes suivans : pâleur
de la face, air inquiet et triste, langue blanchâtre,
bouche pâteuse, légèrement amère; douleurs vers
l'estomac, digestions pénibles, accompagnées de
beaucoup de vents qui, rendus par le haut, sou-
lageaient momentanément; ventre douloureux avec
borborygmes, constipation; chaleur naturelle de la
peau; pouls serré, parfois irrégulier, mais sans
fréquence; douleurs dans les cuisses et dans les
jambes; urines abondantes, tantôt très-rouges,
d'autres fois citrines, toujours avec sédiment. La
malade se plaignait de passer les nuits dans une
agitation considérable et dans des songes effrayans,
qui déterminaient le réveil; alors des palpitations
se faisaient sentir pendant quelques heures; elles
étaient suivies d'une sueur abondante de tout le
corps. Cet état a duré sept à huit mois sans changement marqué dans les phénomènes qui viennent
d'être énoncés; mais au bout de ce temps, des terreurs paniques sont venues aggraver les souffrances
de la malade; tantôt elle craignait d'être affectée
de phthisie, d'autres fois de devenir folle pour le
reste de sa vie. Elle avait souvent, pendant un
mois, un appétit dévorant; durant ce temps, les
digestions se faisaient facilement, quoique les bor-

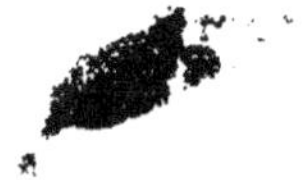

borygmes continuassent avec une éruption considérable de vents; il arrivait souvent qu'à cette espèce de boulimie succédait une anorexie complète avec une sorte d'horreur pour tous les liquides colorés; enfin, il s'y joignit des bâillemens incomplets et fréquens. On a opposé à cette maladie des purgatifs, des anti-spasmodiques, des fondans, et sans succès pendant l'espace de vingt mois; au contraire, le mal semblait faire des progrès, surtout par l'emploi des purgatifs.

» C'est ici que commence une autre série de symptômes qui dénotent une phlegmasie chronique. Il y a quatre mois qu'un flux dyssentérique s'est manifesté, et malgré tous les moyens que divers médecins appelés tour à tour ont indiqués, ce flux subsiste encore et s'accompagne de douleurs abdominales plus ou moins vives, et qui n'ont pu être calmées. La face est pâle, grippée, la langue peu humide; il y a du dégoût, soif plus forte le soir, désir des boissons froides, éructations fréquentes avec nausées, de temps en temps vomissemens de matières muqueuses, et alors cardialgie mais peu intense (les vomissemens sont survenus depuis peu). L'abdomen est un peu tendu, sonore, douloureux d'une manière obtuse ordinairement, mais parfois, et surtout lorsqu'on presse la région ombilicale, les souffrances viennent d'une *acuité* insupportable. Il y a tous les jours sept ou huit selles et un peu de soulagement après chaque évacuation; les urines, peu abondantes, sont tantôt rouges, tantôt presque incolores, recouvertes d'une pellicule graisseuse, ou avec un sédiment d'un jaune rouge. Du côté de la poitrine on ne remarque qu'une gêne très-légère, qui nous paraît dépendre de la faiblesse. La peau est généralement sèche, terreuse en certains endroits, comme aux bras, au ventre; sa chaleur est plus élevée que dans l'état naturel, principalement vers l'ombilic. Le pouls est petit, serré, faible, donnant 92 pulsations par minute, et le soir la fièvre devient plus prononcée : cette exacerbation dure de cinq à six heures; vers la fin il y a une moiteur légère et partielle. Les nuits sont pénibles, et le sommeil n'a lieu qu'autant qu'on le provoque : la malade est singulièrement maigrie. Les règles ont manqué à la dernière époque, pour la première fois. Au moral, situation des plus fâcheuses en général : l'idée de tous les maux vient sans cesse assaillir son imagination; à chaque instant elle désire un nouveau médecin, de nouveaux remèdes; tantôt elle désespère de son rétablissement, et alors les pensées les plus noires, les plus sinistres occupent son esprit : tantôt l'espérance la séduit sous toutes les formes, et dans cette disposition elle organise mille plans de conduite pour sa prochaine convalescence. Les médicamens qui paraissent maintenant le plus la soulager, sont les adoucissans calmans, unis aux légers toniques.

» Il nous semble bien évident qu'il a existé chez cette malade une hypocondrie qui s'est compliquée au bout de vingt mois d'une phlegmasie chronique des intestins : celle-ci s'est propagée par la suite jusqu'à l'estomac. Je ne doute pas enfin que l'abus des purgatifs n'ait beaucoup favorisé le développement de l'inflammation. » Ce commentaire de M. Louyer-Villermay est très-juste : la jalousie, à laquelle on doit attribuer la maladie de mademoiselle Adèle, produit ordinairement des affections nerveuses, et les symptômes qu'elle a éprouvés durant les vingt premiers mois, caractérisent parfaitement la gastro-entéralgie hypocondriaque ; tandis que ceux qui sont survenus après l'usage inconsidéré des purgatifs, des anti-spasmodiques et des fondans, ne laissent aucun doute sur l'existence de la gastro-entérite chronique. Les adoucissans, les calmans et les toniques légers, une alimentation de même nature, l'exercice, les distractions et la tranquillité de l'esprit, auraient probablement rétabli cette jeune personne; pendant que les irritans ont occasionné une phlegmasie qui aura peut-être conduit la malade au tombeau ; car dans le moment où la narration du fait est interrompue, sa situation ne permettait pas un grand espoir de succès. Cette observation vient à l'appui de ce que nous avons dit plusieurs fois, savoir : que les névroses gastriques peuvent exister des années sans dégénérer en inflammations, et que cette dégénérescence aurait plus rarement lieu, si elle n'était jamais provoquée par un mauvais traitement, ou par quelque imprudence des malades, comme dans le fait qui me reste à rapporter.

Un homme de quarante ans, doué d'une forte constitution, habitant un département éloigné, après avoir dissipé sa fortune par de fausses spéculations, est venu chercher un emploi à Paris. Arrivé dans la capitale, il obtint une place qui pouvait le faire vivre, mais dont les appointemens ne suffisaient pas pour l'entretien de sa femme et de ses enfans, qu'il avait laissés en province. Le chagrin d'être ruiné, et l'ennui de se trouver éloigné de sa famille, l'ont fait tomber dans l'hypocondrie : ses digestions sont devenues pénibles ; elles s'accompagnaient d'éructations, de douleurs épigastriques et de coliques flatulentes. Pour s'étourdir sur ses peines morales et fortifier son estomac, le malade s'adonna à la boisson, notamment à l'usage de l'eau-de-vie, à laquelle il n'était point accoutumé. L'affection stomacale prit de l'accroissement, les douleurs épigastriques devinrent très-fortes, les digestions extrêmement laborieuses : la langue était rouge et sèche, la constipation opiniâtre ; l'appétit considérablement diminué, sans être tout-à-fait détruit ; le moral vivement affecté. Tel était l'état du malade lorsqu'il est venu me consulter, il y a huit mois. La nature des causes et les symptômes qui se présentaient ne pouvaient laisser aucun doute sur le diagnostic. A l'affection nerveuse de l'estomac, occasionnée par le chagrin et l'ennui, les excès des spiritueux avaient ajouté un faible degré de gastrite. J'ai ordonné l'application de douze sangsues à l'anus, l'eau d'orge édulcorée avec le sirop de quinquina, un emplâtre de thériaque et d'opium sur la région épigastrique, des alimens doux légèrement toniques et pris avec une grande modération; au bout de six semaines la guérison était très-avancée, et l'espoir d'obtenir une place plus lucrative acheva bientôt le rétablissement.

Si j'avais traité ce malade par de nombreuses saignées, l'eau de gomme et la diète, sa névrose gastrique se serait prolongée indéfiniment, et aurait fait de grands progrès. Les toniques, auxquels j'aurais eu recours après l'emploi des antiphlogistiques, auraient fait plus de mal que de bien; d'abord par la raison que l'estomac ne peut plus souffrir leur présence, une fois que sa susceptibilité a été portée à un point extrême par l'abstinence, l'abus des évacuations sanguines et des mucilagineux, et ensuite parce qu'en vertu de cette susceptibilité, ils peuvent effectivement ranimer l'inflammation. Ne prescrire aucun médicament, à moins qu'une vive douleur n'exige les sédatifs, mais insister sur le régime convenable; conseiller les distractions de toute espèce et l'air de la campagne, lorsque les forces du malade le permettent; surtout le convaincre qu'il guérira, et abandonner le reste à la nature, qui réparera les fautes du médecin, tel est le seul parti raisonnable que l'on puisse prendre en pareille occasion, si fréquente de nos jours. C'est celui que nous avons pris pour une infinité de personnes qu'on avait conduites au marasme par l'usage inconsidéré des débilitans, et qui se sont complétement rétablies par ce traitement hygiénique.

FIN.

TABLE

DES CHAPITRES.

Imprimerie de SELLIGUE, breveté pour les Presses mécaniques
et à vapeur, rue des Jeûneurs, n. 14.